关节功能障碍评估和手法治疗丛书

膝关节功能障碍评估和手法治疗：

改善挛缩　缓解疼痛　恢复关节功能

编　著：〔日〕桥本贵幸

原书主审：〔日〕林典雄

主　译：马玉宝　谢　地

主　审：马全胜　朱　毅

副主译：邰　虹　崔　旻　陈卉芳

U0241215

北京科学技术出版社

HIZA KANSETSU KOSHUKU NO HYOKA TO UNDO RYOHO by Takayuki Hashimoto, Norio Hayashi
Copyright © Takayuki Hashimoto, Norio Hayashi 2020
Original Japanese edition published by Publisher of Motion and Medical Co., Ltd.
Simplified Chinese translation rights arranged with Publisher of Motion and Medical Co., Ltd.
through Eric Yang Agency, Inc, Seoul.
Simplified Chinese translation rights © Beijing Science and Technology Publishing Co., Ltd.

著作权合同登记号　图字：01-2021-5442

图书在版编目（CIP）数据

膝关节功能障碍评估和手法治疗：改善挛缩、缓解疼痛、恢复关节功能 /（日）桥本贵幸编著；
马玉宝，谢地主译 . — 北京：北京科学技术出版社，2022.8（2025.1 重印）
ISBN 978-7-5714-2233-2

Ⅰ. ①膝… Ⅱ. ①桥… ②马… ③谢… Ⅲ. ①膝关节–关节疾病–诊疗 Ⅳ. ①R684

中国版本图书馆CIP数据核字（2022）第058471号

责任编辑：张真真	网　　址：www.bkydw.cn
责任校对：贾　荣	印　　刷：北京捷迅佳彩印刷有限公司
图文制作：北京永诚天地艺术设计有限公司	开　　本：787 mm × 1092 mm　1/16
责任印制：吕　越	字　　数：250千字
出 版 人：曾庆宇	印　　张：15
出版发行：北京科学技术出版社	版　　次：2022年8月第1版
社　　址：北京西直门南大街16号	印　　次：2025年1月第2次印刷
邮政编码：100035	电　　话：0086-10-66135495（总编室）
ISBN 978-7-5714-2233-2	0086-10-66113227（发行部）

定价：180.00元

审译者名单

主　　译

马玉宝　　　首都医科大学附属北京康复医院
谢　地　　　广州体育学院

主　　审

马全胜　　　首都医科大学附属北京康复医院
朱　毅　　　郑州大学第五附属医院

副 主 译

邰　虹　　　中国医科大学航空总医院
崔　旻　　　桂林医学院附属医院
陈卉芳　　　广州医科大学

译　　者（以姓氏拼音为序）

陈卉芳　　　广州医科大学
崔　旻　　　桂林医学院附属医院
董兆亮　　　日本新潟康复大学
李方舟　　　浙江大学医学院附属第二医院
马玉宝　　　首都医科大学附属北京康复医院
邰　红　　　中国医科大学航空总医院
谢　地　　　广州体育学院
虞中添　　　首都医科大学康复医学院

翻译秘书

于子涵　　　沈阳体育学院
李芳蕾　　　首都医科大学康复医学院

序

　　桥本君编写的《膝关节功能障碍评估和手法治疗：改善挛缩、缓解疼痛、恢复关节功能》是"关节功能障碍评估和手法治疗丛书"中的一本，该丛书的另外两本是赤羽根君的《肩关节功能障碍评估和手法治疗：改善挛缩、缓解疼痛、恢复关节功能》、熊谷君的《髋关节功能障碍评估和手法治疗：改善挛缩、缓解疼痛、恢复关节功能》。对进行运动功能物理康复治疗的治疗师来说，肩关节、髋关节和膝关节的相关知识和技能需要随时更新。这3本书非常适合年轻的治疗师，请务必仔细阅读并在日常临床实践中使用。

　　我先介绍编写本书的桥本君。桥本君是我刚被任命为教师的那一年入学的学生。他来自茨城附近，有着浓重的当地口音，他阳光开朗，很受欢迎。桥本君毕业后入职土浦协同医院，以借调的形式在我这里研修，并与我一同先后承担了两年的教学工作和一年的临床工作。在我任教的两年里，他作为我的助手参与了所有授课。在接下来的一年的临床工作中，桥本君作为赤羽根君和熊谷君的师兄，带着他们一同实践了重视临床结果的运动治疗。之后，他回到土浦协同医院，开始了对年青一代治疗师的教育，并建立了骨科康复学会茨城分会，为当地康复治疗教学基地的建立做出了巨大贡献。这就是随我一起经历了许多的桥本君，他是我最棒的学生。

　　桥本君编写的这本书将成为他的终身名片。如果没有大量的理论知识和临床实践经验，是无法完成编写任务的。从表面看，桥本君似乎从学生时代起就一直走在成为精英的道路上，但我认为桥本君绝不是从一开始就有非凡的本领和才干的。他坚韧不拔、永不放弃的精神是无可挑剔的，他对待临床工作的认真态度也是无可挑剔的。他的广受欢迎的个性也有助于他进一步提升自己的能力。可以说，他是实践着"努力不会被辜负！"和"坚持就是力量！"的一流的物理治疗师。我希望拿到这本书的年轻治疗师经过自己的一步步努力，成为像桥本君这样的一流临床工作者。

　　最后，我要感谢运动和医学出版社的园部先生为本书的出版提供的巨大支持，还要感谢桥本君的妻儿在他编写本书过程中给予的支持。桥本君：这本书的出版不是你作为物理治疗师的尽头，请继续为患者的健康尽心尽力。

　　令我自豪的学生——桥本君，恭喜！

运动器官功能解剖学研究所所长　林典雄

前言

我成为物理治疗师已20多年。我出生于第二代"婴儿潮"，那是一个升学很困难的时代。模糊地记得，我参加了大学和专门学校的考试，但都没有通过。大约在那个时候，我听到了"康复"一词，并有机会在保健教育中了解到更多关于康复的知识，从而对物理治疗师这个职业产生了兴趣。

之后，我开始考虑未来要做什么，在决定以成为物理治疗师为目标后，我选择留级继续学习。再后来，我进入了培训学校，在那里遇到了恩师林典雄先生（现供职于运动器官功能解剖学研究所）。我在学生时代就一直受到林老师的关照。毕业后，我回到家乡工作。

虽然在林老师的讲座中学到了有关运动器官疾病的知识，但我在临床实际工作中却面临改善关节活动困难、治疗引发疼痛等问题。我甚至无法判断是否存在可以治愈的功能障碍却没有得到治疗，抑或强行治疗本不能治愈的功能障碍。我向医生请教，却没有得到关于运动治疗的实际指导（后来我才知道医生没有接受过运动治疗的培训）。

几年后，我有幸在母校附近召开的学会上演讲，并见到了许久未见的林老师。

由于这样的缘分，没有实践过"对应该治疗或可以治疗的病理状态进行针对性治疗"的我开始与林老师一起工作。从教学、实践、协助工作，到参加学会、讲习班，我几乎参加了所有的活动，每日不间断地学习。我在临床见习时，收到了进行肩周炎保守治疗的指示，当时我的头脑里一片空白，不知道该如何操作，只能主动、被动地弯曲、伸展患者的手臂。林老师说"就这样吧"，同时迅速接手，顺利完成评估后对患者进行治疗，患者的肩关节活动度在无痛的情况下肉眼可见地增大了，患者的脸上浮现出微笑。目睹了这个场面的我不禁感叹：不同的人做同样的事，结果差别竟然如此巨大。这件事让我至今仍难以忘怀。

面对我没能治好，却在我的眼前被立刻治愈的患者，我深刻地意识到，虽然我和林老师都有物理治疗师执照，但我们能向患者提供的治疗技术是有很大差异的。从那时起，我就想成为像林老师一样的物理治疗师。此后的3年，我一直与林老师一同工作，并得到了他无私的指导。

我们还参加了骨科康复学会。学会顾问加藤老师教会了我作为治疗师可以做到的3件事：改善关节活动度、增强肌力并保持肢体平衡。通过改善挛缩关节的活动度，可以更容易地增强肌力并使肢体易于保持平衡。因此，我们在临床实践中特别关注挛缩关节活动度的改善情况。

3年后，我又回到了最初的工作单位。在这里，面对以前无法治疗的疾病，我运用这3年所学到的知识和技能来解决问题，感到现在的自己与以前的自己截然不同。此外，我们一直在积累病例，并通过在学会汇报、发表论文等方式进行分享。为了传播诊疗的思路、知识和技术，我们于2002年成立了骨科康复学会茨城分会，目前，我们的会员还在增加。

在此情况下，我与林老师谈到了编写本书的想法。全力以赴完成这本书的昂扬斗志，以及由责任感带来的不安在我心中交替出现并持续了好些年。有一天，在与林老师、林老师同学浅野先生的交谈中，他们说："从没有在这一生中写一本书的打算。"我想，老师们当然可以完成很多我完成不了的事情，但这样了不起的老师们依然认为完成一本自己的书是一件伟大的事，于是，我下定决心要写完这本书。从那以后，我在工作之余，通过减少睡眠时间、休息时间以确保写作时间。写作过程中，有过孤独感，也有因缺乏灵感好几天都没有进展的情况，我都坚持了下来。我在写作中领悟到很多。有人告诉我，准备工作要花一年的时间，但是一年一瞬间就过去了，我花了整整两年的时间才做好准备工作。林老师告诉我："作为主审，我和你一起工作比较好，这样我们可以边写边商量，否则进展会很慢，甚至会毫无进展。"终于，我完成了此书的编写，感慨良多。

本书与赤羽根良和老师编写的《肩关节功能障碍评估和手法治疗：改善挛缩、缓解疼痛、恢复关节功能》和熊谷匡晃老师编写的《髋关节功能障碍评估和手法治疗：改善挛缩、缓解疼痛、恢复关节功能》为同一系列。本书强调"易于理解"和"详细说明"，内容可以简单归纳为3点：功能性解剖、屈曲受限、伸展受限。

本书介绍的针对膝关节挛缩的手法治疗包括软组织（如皮肤、皮下组织、肌肉、韧带、关节囊等）的评估，肿胀、水肿的干预，疼痛的评估，活动度的评估，改善肌肉萎缩及增强肌力的方法；本书还展示了关节活动受限的病理状态，同时也记录了关节活动受限的物理治疗方法。治疗挛缩只用普通方法是不行的，尽管这些方法也有助于挛缩的改善。此外，虽然本书的内容主要针对治疗，但在实际的临床工作中将其应用在预防上可以减少挛缩的发生。如果本书介绍的方法可以让患者们尽早得到无痛、有效的治疗，将是我的荣幸。

最后，在这里向为这本书提供知识和技术的骨科康复学会的诸位老师，包括我的恩师林典雄老师，作为顾问的加藤明老师、浅野昭裕老师、鹈饲建志老师、岸田敏嗣老师、山本昌树老师、松本正知老师等；骨科康复学会及各分会的成员；用心管理骨科康复学会茨城分会的丰田和典老师、村野勇老师及各位同事；土浦协同医院康复科的冈田恒夫老师及各位同事；所有与此书有关的同道和患者；为此书成书而尽力的运动和医学出版社经理园部俊晴先生及他的同事；提供照片的土浦协同医院的蛭原文吾老师、川上裕贵老师等致以由衷的感谢。

也向对我的事业给予宽容和理解，和我一起为共同目标互相鼓励、一同进步、在我身后支持我的妻子直美和儿子一优表示真心的感谢。

综合医院、土浦协同医院　桥本贵幸

目　录

第 3 章　肿胀、水肿的干预

第 4 章　膝关节屈曲受限的评估和治疗

第 5 章　膝关节伸展受限的评估和治疗

第 6 章　病例

本书的图示箭头及空白处的使用方法

■ 关于图示箭头

本书中图示箭头的使用方法如下。

治疗师的操作方向⋯⋯⋯⋯⋯⋯蓝色箭头 ➡

患者自行移动的方向⋯⋯⋯⋯⋯绿色箭头 ➡

运动及保持状态的方向⋯⋯⋯白色箭头 ⇨

伸展方向⋯⋯⋯⋯⋯⋯⋯⋯⋯红色箭头 ➡

■ 关于空白处

在本书中，正文的两侧均有空白处。读者可以充分利用空白处来记笔记或者粘贴笔记贴纸等。另外，对于书中有必要解释的术语，也可以在空白处进行简明易懂的解释说明。

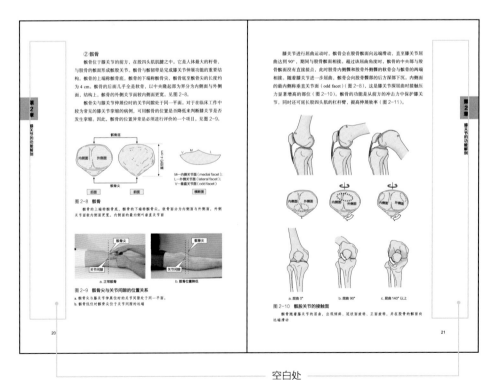

空白处
读者可以充分利用空白处来记笔记或者粘贴笔记贴纸等

第 1 章
关节挛缩的基础知识

1. 挛缩

挛缩是一个医学用语，指的是关节活动度受限的状态。挛缩的病理状态有两种，一种是制动伴随的组织变性，另一种是组织损伤后修复过程中伴随的组织粘连。挛缩的原因为皮肤、韧带、肌腱、关节囊、脂肪垫等软组织出现问题。

挛缩分为先天性挛缩和后天性挛缩。先天性挛缩有先天性多发性关节挛缩症、先天性足内翻等。后天性挛缩主要是由烧伤、烫伤、创伤引起的皮肤性挛缩，以及炎症、外伤、长期固定等引起的肌肉性挛缩和关节性挛缩等。本书就后天性关节挛缩展开阐述。

膝关节挛缩可以解释为伸展组织的伸展障碍和运动伴随的组织间滑动受限的滑动障碍。前者主要是股四头肌自身的伸展障碍，而后者主要是髌上囊的粘连。见图1-1。

屈曲挛缩是指屈曲活动正常但伸展活动受限的状态，伸展挛缩是指伸展活动正常但屈曲活动受限的状态。本书为了便于大家理解屈曲活动受限、伸展活动受限的限制方向，使用了以上这些用语。

2. 根据病变部位分类

（1）皮肤性挛缩

皮肤性挛缩是指由于皮肤和皮下组织的延展性降低引起的挛缩。皮肤和皮下组织主要由结缔组织组成，结缔组织的主要成分是胶原纤维，胶原纤维较粗，具有很好的延展性。另外，这些组织易受制动的影响。当结缔组织发生器质性病变时，其延展性显著降低，关节活动度也会受到很大影响。

在临床上，外伤、挫伤、炎症、血液循环障碍、神经功能障碍、手术是造成继发性水肿、疼痛的原因。皮肤瘢痕化、化脓性感染使瘢痕变硬，挛缩程度进一步加深。

在对创面进行缝合和进行术中缝合时，皮肤和皮下组织会由于缝合而延展性降低（图1-2）。另外，创面周围的肿胀（水肿）不仅使皮肤的紧张度增高，还使皮下组织间的滑动性降低，这也是皮肤挛缩的原因之一。

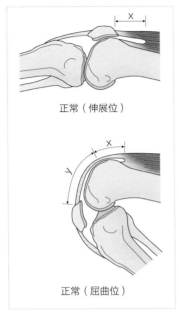
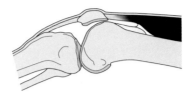
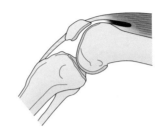

正常（伸展位）　　　　b. 伸展障碍模型（肌肉的伸展障碍）

正常（屈曲位）　　　　c. 滑动障碍模型（髌上囊的滑动障碍）

a. 正常状态

图 1-1　伸展障碍和滑动障碍

　　股四头肌正常的状态下，y 的长度随着屈曲动作增加。肌肉的伸展障碍是肌肉本身短缩引起的屈曲受限。髌上囊在正常情况下伸展时出现"双层膜结构"，在膝关节的近端形成类似袋状的形态（如图所示的 x）。随着膝关节屈曲，髌上囊被拉长变成了"单层膜结构"（如图所示的 y）。滑动障碍是因髌上囊粘连引起的屈曲受限

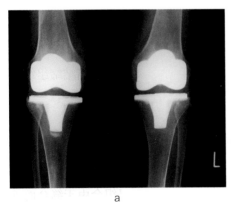
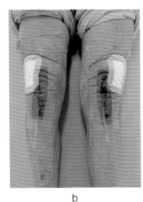
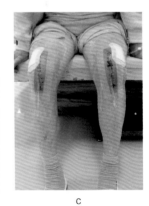

a　　　　　　　　　　b　　　　　　　　　　c

图 1-2　人工全膝关节置换术术后的创面

a. 两侧人工全膝关节置换术后的 X 线片。
b. 膝关节处于伸展位时的术后创面。
c. 膝关节处于屈曲位时的术后创面，可见皮肤和皮下组织在膝关节屈曲时延展性降低

第 1 章

关节挛缩的基础知识

3

髌骨骨折内固定术术后和人工全膝关节置换术（total knee arthroplasty，TKA）术后在伤口周围形成瘢痕，这在临床上较为常见。当过度伸展释放应力作用时，会促进瘢痕的形成，从而导致较厚的红色创面瘢痕的形成。多数情况下，治疗师可能会忽视对皮肤的护理，应意识到保持创面清洁对于增加关节活动度也是非常重要的。

图 1-3a 显示 TKA 术后没有皮肤性挛缩的创面。图 1-3b 显示髌骨骨折内固定术术后的创面，可见创面形成了较厚的红色瘢痕。

（2）肌肉性挛缩

造成肌肉性挛缩的原因包括肌纤维自身的延展性降低和筋膜的延展性降低。筋膜主要由结缔组织构成，结缔组织由粗的胶原纤维构成，由于胶原纤维相对于组织的长轴在各个方向上走行，因此筋膜自然有高度的延展性。另外，肌纤维和筋膜容易受到制动影响，结缔组织若发生器质性改变，其延展性会显著降低，关节活动度也会受到很大的影响。

临床上常见的肌肉性挛缩有两种。一种是在肌肉挫伤后产生的瘢痕化，也就是肌肉本身造成的伸展障碍；另一种是肌肉与周围组织形成粘连造成的滑动障碍。对于膝关节，股骨骨折后产生的股中间肌的瘢痕化及骨折周围的粘连比较常见。在股骨骨髓炎时，也常发生股四头肌的粘连。另外，在长时间的石膏固定后常发生一种伴随着致密结缔组织（dense connective tissue）的增多而造成的肌肉性挛缩。见图 1-4。

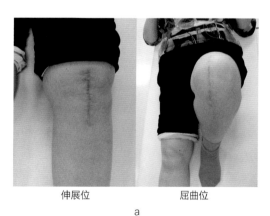

伸展位	屈曲位
a	

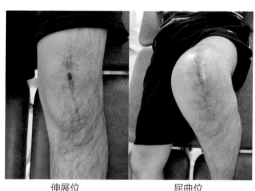

伸展位	屈曲位
b	

图 1-3　皮肤性挛缩

a. 人工全膝关节置换术（TKA）术后的创面，为未出现皮肤性挛缩的创面。
b. 髌骨骨折内固定术术后的创面，形成了较厚的红色瘢痕

（3）韧带性挛缩

韧带性挛缩是由于韧带的延展性降低，以及韧带和周围组织粘连而形成的挛缩。韧带是致密结缔组织的集合体，缺乏在组织长轴方向上的延展性。在正常运动的早期，韧带紧张会限制关节的活动度，因此最好先判断韧带的紧张度。

粘连是导致韧带活动受限的主要原因。当韧带和骨粘连使运动受限时，以及在韧带松弛的状态下，相邻的韧带之间的粘连会导致运动所需的韧带的长度不足，进而导致关节活动受限。见图1-5。

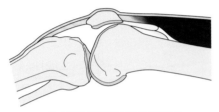 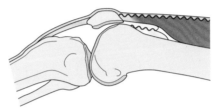

a. 肌肉的伸展障碍由肌肉本身产生　　　　b. 肌肉的滑动障碍是由肌肉与周围组织粘连产生的，滑动障碍导致关节活动受限

图1-4　肌肉性挛缩

肌肉性挛缩可分为两种，一种是由肌肉本身产生的伸展障碍，另一种是由肌肉与周围组织粘连造成的滑动障碍。两者均呈现肌肉挛缩及关节活动受限

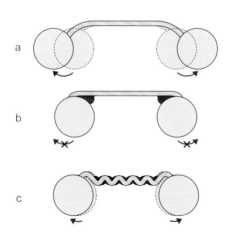

图1-5　韧带性挛缩

a. 正常的韧带模式图。在正常情况下，骨与骨之间有可活动的范围，为了使骨和韧带之间的附着处有活动性或滑动性，当关节的运动角度达到上限时韧带开始收紧。

b. 骨骼和韧带之间粘连，骨骼和韧带之间的间隙不会扩大，导致运动受限。

c. 韧带松弛的状态下，相邻的韧带粘连导致韧带长度不足，使运动受限另外，股骨内侧髁与内侧副韧带的接触部位会根据屈曲角度发生相应的变化。如果韧带与骨之间以一定的角度发生粘连，内侧副韧带就会以粘连角度固定，股骨和韧带之间的相互运动就会消失，从而导致关节活动受限。见图1-6。

在临床上，在放松体位下，由于静态固定导致髌腱、内侧副韧带、外侧副韧带、膝关节前交叉韧带、膝关节后交叉韧带与其他膝关节周围的韧带产生韧带性挛缩。

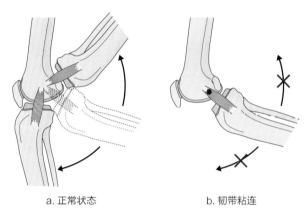

a. 正常状态　　　　　　　　　　　b. 韧带粘连

图1-6　韧带性挛缩（内侧副韧带）

a. 正常状态下，根据关节活动的角度变化，股骨内侧髁上内侧副韧带的接触部位也会发生变化。

b. 韧带粘连时，股骨和内侧副韧带间的滑动产生障碍，表现为伸展、屈曲活动受限

（4）腱性挛缩

腱性挛缩是由于肌腱与附着在肌腱上的周围组织粘连而引起的挛缩。肌腱是致密结缔组织的集合体，具有极强的抗拉能力。即使肌腱本身发生强烈的器质性改变引起延展性降低，对关节活动度也不会产生大的影响，因此，可以认为临床上的腱性挛缩问题多为滑动障碍。

例如，股四头肌肌腱、股薄肌肌腱、半腱肌肌腱、腘绳肌肌腱、髌腱等与周围组织粘连，肌腱的滑动性降低，引发腱性挛缩。另外，临床上常见的TKA术后内侧髌腱与股骨粘连时，由于肌腱的滑动性降低，使髌骨向下端的滑动及冠状面上的外旋受限，从而导致屈曲受限。见图1-7。

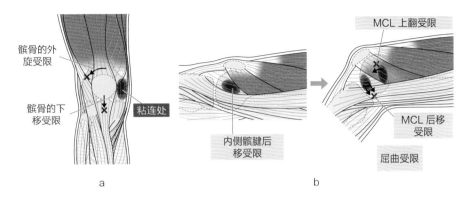

图 1-7　腱性挛缩

a. 从冠状面看，内侧髌腱近端的粘连导致膝关节屈曲障碍，使髌骨的下移（长轴滑动）以及冠状面上的外旋受限，引发关节活动受限。

b. 从矢状面上看，内侧髌腱远端的粘连导致膝关节屈曲障碍，屈曲时内侧髌腱和内侧副韧带（MCL）的后移及上翻受限，引发疼痛及关节活动受限

（5）关节性挛缩

　　关节性挛缩是由于关节囊（包括滑膜）的延展性降低及与周围组织粘连而引起的挛缩。关节囊也由结缔组织构成，结缔组织发生器质性变化时，关节囊延展性降低，引起挛缩。

　　图 1-8 展示了膝关节肿胀引起的关节性挛缩的病例。从这张图，能够观察到髌上囊的大小。

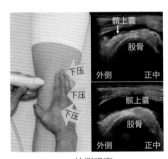
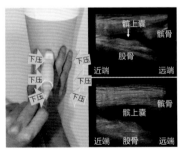
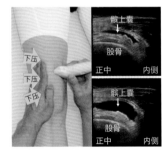

a. 外侧观察　　　　　　　　b. 长轴观察　　　　　　　　c. 内侧观察

图 1-8　关节性挛缩

a. 对存在关节水肿的髌上囊进行挤压，观察超声影像的外侧范围（从股四头肌肌腱向外侧 4~4.5 cm）。

b. 同样在对髌上囊压迫时观察近端深部的超声影像（在股直肌肌腱的移行部止点近端附近，接近7~8 cm）。

c. 同样在对髌上囊压迫时观察超声影像的内侧范围（从股四头肌肌腱向内侧 2~2.5 cm）

膝关节的关节性挛缩的主要病变为髌上囊粘连。在临床上，由于感染、外伤、长期的石膏固定等原因，出现以髌上囊为中心的关节囊挛缩，以及由关节内粘连而产生的纤维性的关节性挛缩。图1-9是关节性挛缩病例的关节囊内造影检查图像。如图1-9a所示，在正常膝关节中，髌上囊存在于很大的范围内。但是在图1-9b中，髌上囊发生粘连，造影剂的扩散范围缩小。在图1-9b③、④中，随着髌上囊粘连的改善，屈曲活动度也得到改善。

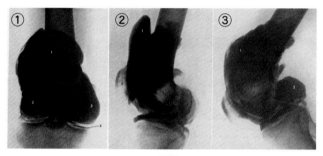

a. 正常

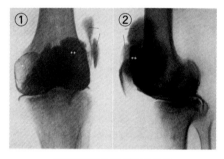

屈曲活动度达到60°的状态

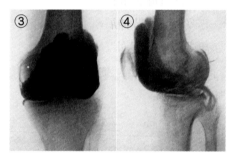

屈曲活动度改善至90°的状态

b. 髌骨骨折

图1-9　关节性挛缩（关节囊内造影）

a. 正常状态的关节囊内造影图像。①为膝关节囊正面图像，②为膝关节伸展位侧面图像，③为膝关节屈曲位侧面图像。

b. 髌骨骨折病例的关节囊内造影图像。①和②为膝关节屈曲活动度达到60°的状态，①为正面图像，②为侧面图像。③和④是屈曲活动度改善至90°的状态，③为正面图像，④为侧面图像

3. 挛缩的运动治疗

（1）维持膝关节的伸展活动度

急性期时，肿胀、水肿和疼痛导致关节内压升高。当膝关节屈曲35°时，关节内压最低，患者多呈疼痛最轻的轻度屈曲位。因此，在安静时虽然应使膝关节保持伸展位，但实际上膝关节多处于轻度屈曲位。

膝关节存在伸展受限时，会出现跛行、肌肉力量恢复缓慢、疼痛等症状。如果伸展活动度能够得到改善，则韧带的支持性也能够得到改善，且可获得站立和行走的稳定性；同时，还能够保证内侧副韧带、外侧副韧带的最大伸展活动度，也能预防韧带短缩。

（2）改善膝关节伸展受限

膝关节伸展受限是由受伤后出现反射性肌肉抑制、组织损伤等多种因素造成的。当有严重的局部炎症时，首选治疗是制动，但由于恢复过程漫长，制动会加速组织间的粘连及出现肌力下降。因此，需要尽早进行康复治疗。

为了改善膝关节伸展受限，重要的是要让股四头肌达到最大收缩状态以便膝关节能够完全伸展。如果膝关节无法进行伸展运动，则需保持髋关节屈曲，利用股直肌的收缩来进行膝关节的伸展运动，并在肌肉收缩的同时牵拉、上提髌骨。之后，通过股内侧肌、股外侧肌、股中间肌等单关节肌肉的收缩来促进膝关节伸展。

改善膝关节伸展受限，首先要保证股四头肌的向心收缩距离达到最大伸展活动范围。另外，为了保证至少能够在组织间进行近端滑动，运动治疗时，要以股四头肌的延展性和组织间的远端滑动为主，这样才能够扩大关节屈曲活动度。见图1-10。

（3）改善全关节活动度

在改善挛缩的运动治疗中，保证伸展活动度及之后的改善屈曲活动度的方法上文已经阐述。如果伸展和屈曲两个方向的活动都受限，且改善效果较差，则治疗应该从容易扩大运动范围的方向展开。为了保证和扩大伸展及屈曲全范围的活动度，要尽可能多地进行可诱发伸肌和屈肌肌肉收缩的运动。

（4）改善主动运动的关节活动度

通过运动治疗可改善被动运动的关节活动度。在被动运动的关节活动度得到改善后，还需要改善主动运动的关节活动度。对于改善关节活动度，无论是伸展方向还是屈曲方向，维持已经改善的关节活动度很重要，在之后的日常生活中通过持续使用使之逐渐扩大，最终达到全范围活动的目的。

（5）进行伸展、屈曲的反复运动

在临床上，进行改善伸展活动度的治疗后，关节不能进行屈曲方向运动的病例有很多，相反的情况也经常发生。除了在已获得的被动运动的活动度范围内增加能够进行的主动运动外，另外一项重要治疗是交替进行伸展和屈曲的反复运动，这样就能够改善伸展后的屈曲困难、屈曲后的伸展困难，之后才能顺利地进行步行等移动运动。对于能够负重的患者，反复进行起立动作也是非常有效的。

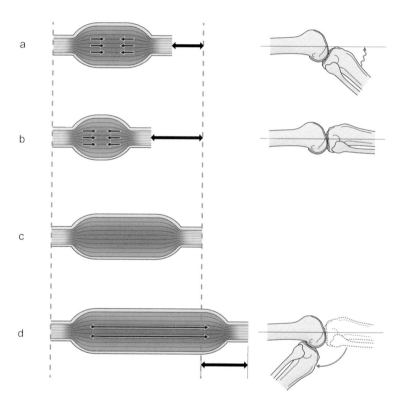

图1-10　改善膝关节伸展不全

a. 肌肉不完全收缩时的状态，右侧图所示为膝关节不能完全伸展，即伸展不全状态。

b. 肌肉完全收缩时的状态，这种短缩距离被称为近端收缩距离，右侧图所示为膝关节可以完全伸展。在进行膝关节伸展不全的改善治疗时，股四头肌能收缩到b中所示的最终运动区域意味着可以确保近端收缩距离，并且至少可以保持向近端的滑动性。

c. 肌肉初始长度。

d. 肌肉完全伸展状态，这段伸展距离被称为远端伸展距离。如果要进行膝关节伸展不全的改善治疗，主要的运动治疗是通过增强伸展结构的延展性和引出远端方向上的组织间滑动，这样可以顺利地改善屈曲活动度

4．挛缩运动治疗的注意事项

挛缩的限制因素会随着病程的延长而增多，程度也会增强。重度挛缩的改善需要数月的时间，限制因素不止一个，而是多种因素组合在一起。

在运动治疗过程中，要反复进行肌肉的收缩和伸展运动，同时要遵循从表层组织到深部组织的顺序，并且要沿着软组织的长轴和横轴方向同时进行治疗（从表层到深层）。可从容易僵硬的组织（皮下组织、脂肪体等）开始，或从骨折周围的肌肉入手，但必须结合实际的病例考虑，采用多种治疗方法综合治疗。例如，在改善深度屈曲活动受限时，治疗时间常常以"月"为单位。因此，从这种深屈曲活动受限的治疗难度来看，可以推测，与最终活动度有关的软组织可能全部都是僵硬的。

通过治疗，能够实现关节活动度的正常运动学形态，针对各种限制因素，平衡地进行改善延展性、滑动性的运动治疗是非常重要的。另外，对于延展性和滑动性的评价，很难用定量数据表示，通常以健侧为标准进行比较。

在进行运动治疗时，经常出现改善后的活动度在第二天又恢复到前一天的治疗前水平的反弹现象。运动治疗的作用在微观水平表现为使组织的破坏和损伤得以改善，因此，在进行组织重构的同时消除反弹的可能性是很低的。但是，即使第二天关节活动度又回到前一天的状态，与一周前或者几天前相比，还是出现了如角度改善所需要的时间变短，以及疼痛有所减轻等。应先保证不施加过度的训练负荷，再确认第二天的状态是否适合继续进行康复训练，还要耐心地坚持。为了防止关节活动度治疗效果反弹，在通过运动治疗再次获得关节活动度后，一定要对能够维持关节活动度的肌肉进行主动运动训练。根据患者的职业需求以及实际情况制订治疗方案，以门诊患者为例，在上午进行运动治疗后，让患者最好能够在下午的日常生活中进行上午的治疗内容的自我主动训练，这对于患者的关节活动度恢复是很有效的。根据患者的实际情况，在夜间使用一些合适的支具（在患者能够忍受的范围内）来保持已获得的关节活动度也非常有效。

另外，对于骨折后行内固定术治疗的患者，根据内固定材料的强度及特性，在利用自身重量负荷进行康复训练时，存在损坏固定材料或螺钉的风险。因此，在进行运动治疗前，需同骨科医生进行协商。

参考文献

[1] 林典雄：運動療法のための運動器超音波機能解剖 拘縮治療との接点 第1版．文光堂．2015, pp2-6, pp115-142.

[2] 沖田実・他：関節可動域制限とは．関節可動域制限−病態の理解と治療の考え方．沖田実（編）．第1版．三輪書店．2008, pp2-17.

[3] 腰野富久：膝診療マニュアル 第5版．医歯薬出版株式会社．2001, pp37-38.

[4] 松本秀男・他：関節拘縮マニュアル．関節拘縮の病態と運動療法．蟹江良一（編）．MB Orthop 15（10）:1-5, 2002.

[5] 石井光昭：関節拘縮．理学療法ハンドブック．改定第3版．第1巻．理学療法の基礎．細田多穂・柳沢健（編）．協同医書出版社．2002, pp333-349.

[6] 林典雄：運動療法のための機能解剖学的触診技術 下肢・体幹．第2版．メジカルビュー社．2012, pp198-204.

[7] 大田仁史：新装版 骨・関節X線像の読み方．医歯薬出版株式会社．2002, pp78-81.

[8] I. A. Kapandji:The Physiology of the joints. E&S Livingstone, 1970.

[9] Burgaard P, et al:Rupture of the knee capsule from articular hyperpressure;experiments in cadaver knees. Acta orthop Scand 59:692-694, 1988.

[10] 井原秀俊・他：関節水症は大腿四頭筋活動を抑制する．老いを内包する膝〜早期診断と早期治療〜．井原秀俊（編）．第1版．全国病院出版社．2010, pp19-26.

第 2 章
膝关节的功能解剖

1. 膝关节的关节活动度

正常的膝关节，应在不产生疼痛的前提下保持支撑性和活动度。膝关节屈曲时活动度最大。在日本人的生活方式中，"无法正坐""膝关节无法弯曲"等都会对日常生活产生较大的影响。还有，站立和步行是人们日常生活所必须的动作，这些动作需要长时间持续进行。而与支撑性有较大关系的功能，是具有完整的伸展活动度（膝关节充分伸展）。

正常的膝关节活动度存在个体差异，活动度可以在不影响日常生活的前提下于一定范围内波动。评估患侧膝关节挛缩时，是将其与健侧进行对比，再根据左、右两侧的差异进行相应的治疗。

膝关节的运动以屈曲和伸展为主，有主动运动与被动运动之分，被动运动的活动范围稍大。膝关节处于屈曲位时，小腿的自由度会增加，故仅在膝关节处于屈曲位时才能对小腿的内旋、外旋活动度进行测量。另一方面，因膝关节的结构特点所致，膝关节处于伸展位时，小腿的侧方运动与旋转运动都会极度受限。

（1）屈曲活动度

人的膝关节主动屈曲活动度受髋关节肢位的影响较大。髋关节伸展位时，膝关节的屈曲会受双关节肌之一的股直肌影响，活动度达到约120°。而髋关节屈曲位时，膝关节屈曲活动度能增加至140°左右。被动活动或自重负荷时，屈曲活动度可进一步增加到约160°。日本人工关节学会将"深屈曲"定义为130°以上的屈曲。见图2-1。

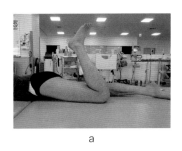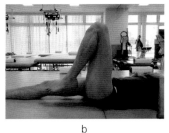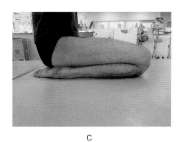

a   b   c

图2-1 膝关节屈曲活动度

a. 髋关节伸展位时的膝关节主动屈曲。髋关节伸展位时因股直肌伸展，膝关节屈曲活动度约为120°。
b. 髋关节屈曲位时的膝关节主动屈曲。髋关节屈曲位时股直肌松弛，膝关节屈曲活动度约为140°。
c. 被动（自重）活动时的膝关节屈曲，膝关节屈曲活动度约达160°

（2）伸展活动度

正常情况下的膝关节伸展活动度一般为 0°，偶尔也能遇到 10° 过伸的病例，还有因肌肉发达等原因导致无法伸展至 0° 的情况，伸展活动度存在较大的个体差异。一般情况下，与男性比较，女性的膝关节伸展活动度较大（包括过伸等情况），但随着年龄的增加伸展活动度会有所减低。

（3）小腿的旋转活动度

小腿的旋转活动度分为内旋活动度与外旋活动度，仅在膝关节处于屈曲位时才能完成小腿的旋转活动。内旋是足尖朝向内侧的运动，外旋是足尖朝向外侧的运动，一般测量被动旋转活动度。膝关节屈曲 90° 时，旋转活动度能达到内旋 10°、外旋 30°~40°。膝关节处于伸展位时，内侧副韧带、外侧副韧带及交叉韧带的紧张度增加，导致被动旋转活动度消失。

（4）ADL 基本项目所需的膝关节活动度

熟悉 ADL 基本项目所需要的膝关节活动度对临床工作有很大帮助。各项目所需的膝关节活动度：站立及行走时 0°~70°，坐位时 90°，起立过程中能达 120°，蹲下与蹲伏时 130°~160°，正坐时 155°~160°。

（5）上下台阶所需要的膝关节活动度

上台阶时所需要的膝关节活动度：台阶高度为 15 cm 时膝关节屈曲约 55°，台阶高度为 25 cm 时膝关节屈曲约 85°，台阶高度为 35 cm 时膝关节屈曲约 105°，台阶高度为 45 cm 时膝关节屈曲约 125°。见图 2-2。

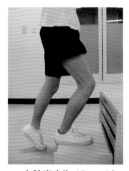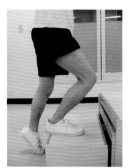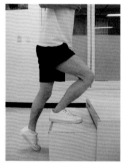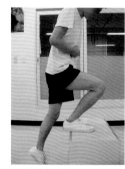

a. 台阶高度为 15 cm 时，膝关节屈曲约 55°　　b. 台阶高度为 25 cm 时，膝关节屈曲约 85°　　c. 台阶高度为 35 cm 时，膝关节屈曲约 105°　　d. 台阶高度为 45 cm 时，膝关节屈曲约 125°

图 2-2　上台阶所需要的膝关节活动度

下台阶时所需要的膝关节活动度：台阶高度为 15 cm 时膝关节屈曲约 80°，台阶高度为 25 cm 时膝关节屈曲约 105°，台阶高度为 35 cm 时膝关节屈曲约 135°，台阶高度为 45 cm 时膝关节屈曲约 145°。见图 2-3。

如上文所述，即使台阶高度相同，上台阶与下台阶所需要的膝关节活动度也有所差异，特别是下台阶时需要具备更大的活动度。临床上常遇到患者自述"不能顺利完成下台阶动作"的情况，改善这一问题的重点是提高股四头肌的离心性收缩功能。但在此之前，首先要判断患者是否具备下楼梯所需的膝关节活动度。

健康人一般觉得与下台阶时比较，上台阶时膝关节的负荷更大。但大多数患者的主诉却是"下台阶时产生疼痛或者膝关节不稳"，理解下台阶对膝关节活动度要求更大这一原因，可对治疗方案的制订起到提示作用。例如，在问诊过程中患者自述"下台阶时疼痛"，先要确认台阶高度并考虑该台阶高度所需要的膝关节屈曲活动度和负荷是否为产生疼痛的原因，然后进行具体的治疗。

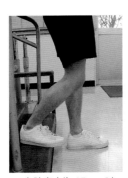 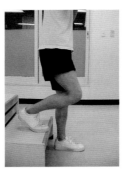 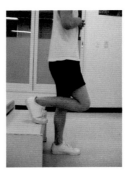 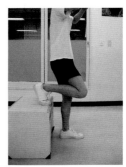

a. 台阶高度为 15 cm 时，膝关节屈曲约 80°　　b. 台阶高度为 25 cm 时，膝关节屈曲 105°　　c. 台阶高度为 35 cm 时，膝关节屈曲约 135°　　d. 台阶高度为 45 cm 时，膝关节屈曲约 145°

图 2-3　下台阶所需要的膝关节活动度

2. 膝关节的结构

（1）膝关节的特征

膝关节是连接大腿与小腿的结构，由股骨、胫骨、髌骨3块骨构成。膝关节还包括股骨、胫骨及其间隙构成的胫股关节和髌骨、股骨及其间隙构成的髌股关节（图2-4）。胫股关节还可分为内侧间隙与外侧间隙。

膝关节在解剖学分类中属于屈戌关节，但实际上膝关节的屈曲、伸展过程会伴随轻微的旋转运动，故将其想成屈戌关节对其进行功能分类更为合理。这种形态在矢状面上有利于重心的调节，但在冠状面上反而不利于重心的调节，故其功能必然受髋关节与足部功能的影响。髋关节作为负重关节，不仅要具有较强的活动性，还需同时具备良好的支撑性。因此，膝关节的周围有强韧的韧带和股四头肌为主的强大的肌群。

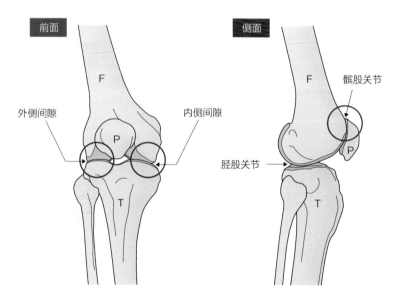

F—股骨；P—髌骨；T—胫骨

图 2-4　膝关节

膝关节包括股骨、胫骨及其间隙构成的胫股关节和髌骨、股骨及其间隙构成的髌股关节

（2）骨结构

① 股骨远端

股骨远端有2个圆形膨出部分，内侧的圆形膨出部分称内侧髁，外侧的圆形膨出部分称外侧髁。该部位与胫骨的髁部及其间隙构成胫股关节。股骨的内侧髁与外侧髁呈前后方向的长椭圆形，膝关节伸展位时股骨髁部与胫骨髁部接触面积增大以提高稳定性。另外，膝关节呈屈曲位时两者接触面积减少，软骨的局部应力增加。见图2-5。

膝关节的屈伸轴是股骨内侧髁与外侧髁的中心连线，可将股骨内上髁与外上髁视为基准线。仔细观察股骨髁部会发现内侧髁比外侧髁大一圈。这意味着内上髁与外上髁无论是在冠状面上还是在水平面上均处于不同的位置。故从外上髁方向观察内上髁与外上髁的连线会发现其向内、向后上方倾斜。胫骨以该轴为中心进行活动，这样就能理解为何膝关节在屈曲时胫骨对股骨会产生内旋运动（图2-6）。

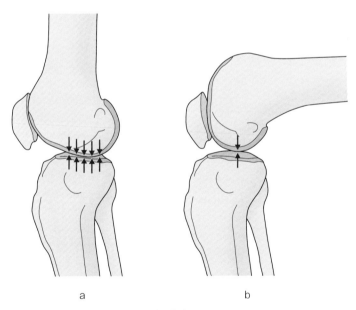

a   b

图2-5　股骨髁部与胫骨髁部的局部应力

a.膝关节伸展位时，股骨髁部与胫骨髁部接触面积增大以提高稳定性。

b.膝关节屈曲位时，股骨髁部与胫骨髁部接触面积减少，软骨的局部应力增加

股骨内上髁是内侧副韧带的起始部位，同时它还是腓肠肌内侧头的起始部位（图2-7a）。股骨外上髁则是外侧副韧带的起始部位兼腓肠肌外侧头、腘肌的起始部位（图2-7b）。大收肌的肌腱止于股骨内上髁的上方、股骨粗线内侧唇下方隆起部位，该部位称内收肌结节（图2-7a）。

股骨远端前面有与髌骨形成关节的软骨结构，也就是关节面。关节面的中央呈凹陷形，这一部位称髁间沟。此沟具有近端稍浅、远端稍深的特点。表示髁间沟深浅程度的指标为髁间沟角，角度越大说明深度越浅，角度越小说明深度越深。

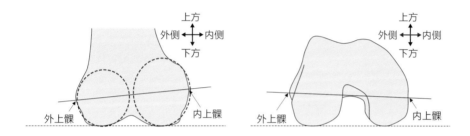

图2-6 膝关节的屈伸轴

膝关节的屈伸轴由外上髁向内、向后上方倾斜

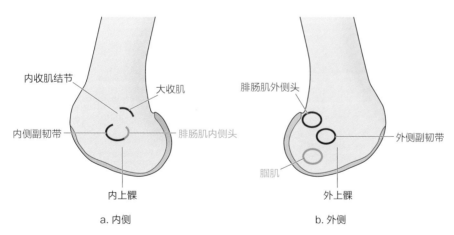

a. 内侧

b. 外侧

图2-7 股骨内上髁与股骨外上髁的韧带以及肌腱附着部

a. 股骨内上髁是内侧副韧带、腓肠肌内侧头的起始部位。内收肌结节是大收肌肌腱的停止部位。

b. 股骨外上髁是外侧副韧带、腓肠肌外侧头、腘肌的起始部位

②髌骨

髌骨位于膝关节的前方，在股四头肌肌腱之中。它是人体最大的籽骨，与股骨的髌面形成髌股关节。髌骨与髌韧带是完成膝关节伸展功能的重要结构。髌骨的上端称髌骨底，髌骨的下端称髌骨尖，髌骨底至髌骨尖的长度约为4 cm。髌骨的后面几乎全是软骨，以中央隆起部为界分为内侧面与外侧面，结构上，髌骨的外侧关节面较内侧面更宽。见图2-8。

髌骨尖与膝关节伸展位时的关节间隙处于同一平面。对于在临床工作中较为常见的膝关节挛缩的病例，可用髌骨的位置是否降低来判断膝关节是否发生挛缩。因此，髌骨的位置异常是必须进行评价的一个项目。见图2-9。

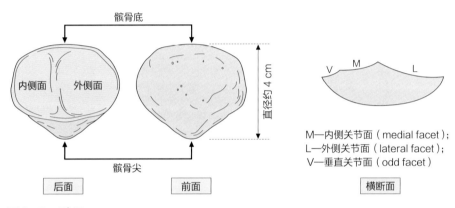

M—内侧关节面（medial facet）;
L—外侧关节面（lateral facet）;
V—垂直关节面（odd facet）

图2-8　髌骨

髌骨的上端称髌骨底，髌骨的下端称髌骨尖。软骨面分为内侧面与外侧面，外侧关节面较内侧面更宽。内侧面的最内侧叫垂直关节面

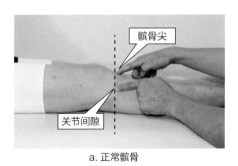

a. 正常髌骨　　　　　　　　b. 髌骨位置降低

图2-9　髌骨尖与关节间隙的位置关系

a. 髌骨尖与膝关节伸展位时的关节间隙处于同一平面。
b. 髌骨低位时髌骨尖位于关节间隙的远端

膝关节进行屈曲运动时，髌骨会在股骨髌面向远端滑动，直至膝关节屈曲达到 90°，期间与股骨髌面相接。超过该屈曲角度时，髌骨的中央部与股骨髌面没有直接接点，此时股骨内侧髁和股骨外侧髁的软骨会与髌骨的两端相接。随着膝关节进一步屈曲，髌骨会向股骨髁部的后方深部下沉。内侧面的最内侧称垂直关节面（odd facet）（图 2-8），这是膝关节深屈曲时接触压力显著增高的部位（图 2-10）。髌骨的功能是从前方的冲击力中保护膝关节，同时还可延长股四头肌的杠杆臂，提高伸展效率（图 2-11）。

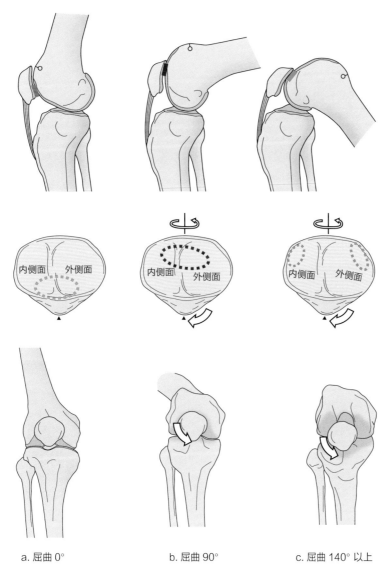

　　a. 屈曲 0°　　　　　　　b. 屈曲 90°　　　　　　c. 屈曲 140° 以上

图 2-10　髌股关节的接触面

　　髌骨随着膝关节的屈曲，出现倾斜、冠状面旋转、额状面旋转（frontal rotation），并在股骨的髌面向远端滑动

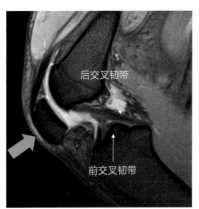
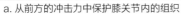
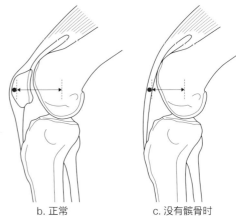

后交叉韧带

前交叉韧带

a. 从前方的冲击力中保护膝关节内的组织　　b. 正常　　c. 没有髌骨时

图 2-11　髌骨的功能

a. 髌骨在来自前方的冲击力中保护膝关节。

b. 正常情况下，髌骨能提高股四头肌的伸展效率。

c. 没有髌骨时，不能提高股四头肌的伸展效率

③ 胫骨近端

胫骨的近端两侧分别称胫骨内侧髁、胫骨外侧髁，与上方的股骨髁部形成关节。胫股关节之间还有半月板，可提高关节的适合度。胫骨髁部的关节面，其内侧和外侧形状有所不同。内侧的中央呈凹陷形，外侧则较为平坦且向后下方倾斜（图 2-12）。

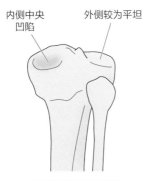

内侧中央
凹陷

外侧较为平坦

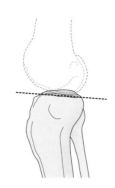

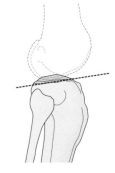

a. 胫骨近端从后方观察　　　　b. 胫骨近端从内侧观察　　　　c. 胫骨近端从外侧观察

图 2-12　胫骨近端关节面

a. 胫骨髁部关节面内侧中央呈凹陷形，外侧则较为平坦。

b. 内侧髁的倾斜较少。

c. 外侧髁后方倾斜程度较内侧髁大

股骨髁部向后方进行转动时，在窝状凹陷的内侧关节面发生滑动，故股骨内侧髁的后方移动较小。关节面平坦且向后下方倾斜的外侧髁则以旋转运动为主，股骨外侧髁的后方移动较内侧髁大。见图2-13。

髌韧带附着于胫骨近端前面的胫骨粗隆上。从胫骨粗隆向近端外侧延伸的斜线近端有Gerdy结节，胫腓韧带附着于此处。胫骨粗隆的内侧有鹅足肌群附着。见图2-14。

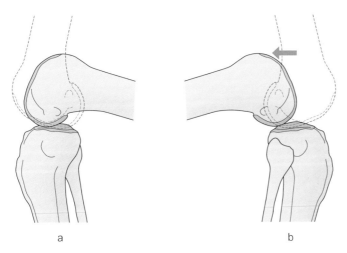

a   b

图2-13 胫骨近端关节面的形状导致股骨的运动差异

a. 内侧以滑动运动为主，股骨内侧髁向后方移动较小。

b. 外侧以旋转运动为主，股骨外侧髁向后方移动较大

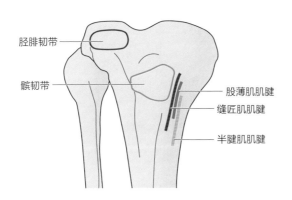

胫腓韧带

髌韧带

股薄肌肌腱

缝匠肌肌腱

半腱肌肌腱

图2-14 胫骨粗隆周围的解剖

胫骨粗隆有髌韧带附着，Gerdy结节有胫腓韧带附着。胫骨粗隆内侧面有鹅足肌群附着

胫骨的髁间前区是前交叉韧带的附着部位。胫骨的髁间后区是后交叉韧带的附着部位。见图2-15。

④ 腓骨头

腓骨头位于胫骨关节面稍下方、外侧髁的后下方，是近端胫腓关节面的组成部分。腓骨头与股骨无关节形成，所以不直接参与下肢的承重功能。但因腓骨头的外侧面有股二头肌、外侧副韧带、腘肌肌腱的一部分附着，可通过调节关节的活动性以及对膝关节内收的制动来影响膝关节的功能。见图2-16。

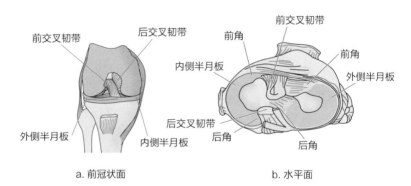

a. 前冠状面   b. 水平面

图2-15　前交叉韧带与后交叉韧带的附着部

a. 胫骨的髁间前区是前交叉韧带的附着部位。
b. 胫骨的髁间后区是后交叉韧带的附着部位

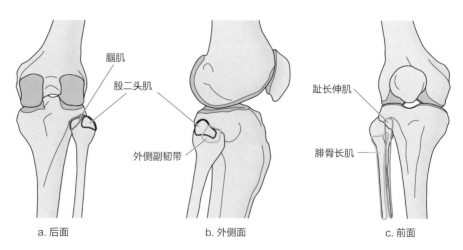

a. 后面   b. 外侧面   c. 前面

图2-16　腓骨头的位置

a、b. 腓骨头的外侧面有股二头肌、外侧副韧带附着。
c. 前面有腓骨长肌及趾长伸肌，后面有比目鱼肌和腘肌的部分肌腱附着

（1）旋转运动与滑动运动

为了使股骨髁部在胫骨关节面上进行高效率的屈曲，使旋转运动与滑动运动有效地结合非常必要。

例如，假设膝关节的屈曲运动只靠股骨髁部的旋转运动进行，股骨髁部最终会从胫骨关节面上滑落。相反，如果膝关节的屈曲运动仅靠滑动运动进行，股骨髁部后上方会与胫骨关节面的后部发生冲突，导致屈曲运动受限。见图2-17a、b。

正常的膝关节，屈曲运动的初始阶段需要利用旋转运动将接点向后方移动，随后逐渐增加滑动运动的比例，最后只用滑动运动来完成最后的屈曲动作（图2-17c）。

第2章 膝关节的功能解剖

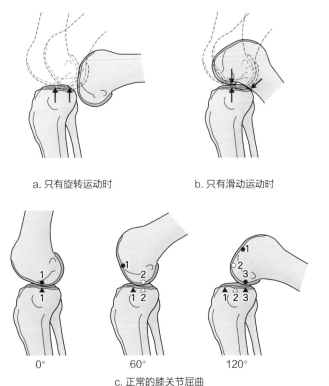

a. 只有旋转运动时　　　　　　b. 只有滑动运动时

0°　　　　　　60°　　　　　　120°

c. 正常的膝关节屈曲

图2-17　旋转运动与滑动运动

a. 膝关节的屈曲仅靠股骨髁部的旋转运动进行时，股骨髁部会从胫骨关节面滑落。

b. 膝关节的屈曲仅靠滑动运动进行时，股骨髁部后上方会与胫骨关节面后部发生冲突，导致屈曲运动受限。

c. 正常膝关节屈曲的示意图。髁部利用旋转运动使接点向后方移动，之后通过滑动运动到达深屈曲位

（2）旋锁运动

旋锁运动（screw home movement）是膝关节屈曲、伸展时不自主出现的小腿自动旋转运动。膝关节的屈曲会伴随小腿的内旋，伸展时则伴随小腿的外旋。主要原因是：股骨内侧髁与股骨外侧髁的形状差异导致屈伸轴倾斜；胫骨关节面的形状呈内侧凹陷、外侧平坦，导致股骨内侧髁的后方移动距离较股骨外侧髁短；膝关节进行屈曲运动时，外侧副韧带松弛而内侧副韧带较为紧张，导致内侧髁的滑动运动较多（图2-18）。

用MRI对后方移动的距离进行观察，发现股骨内侧髁从完全伸展位（-5°）到屈曲90°位的运动过程中向后方移动的距离仅为约2.2 mm，几乎无后方移动。而股骨外侧髁在达到屈曲120°时，可向后方移动大约21.1 mm，并发生约20°的股骨外旋。这一结果反向说明，胫骨相对于股骨发生了相应的内旋运动。

（3）深屈曲运动

① 胫股关节的运动学

膝关节主动屈曲所能达到的最大角度为130°~140°，想达到更大角度需要借助外力或增加自重才能完成。深屈曲时股骨内侧髁与股骨外侧髁在胫骨面上的后方移动存在巨大的差异。股骨外侧髁会出现明显的后方移动，其与胫骨的关系几乎呈半脱位状态。整体而言，深屈曲的关键是以内侧关节面为中心发生的胫骨的内旋。见图2-19。

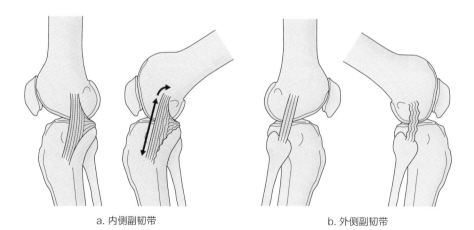

a. 内侧副韧带   b. 外侧副韧带

图2-18 侧副韧带的紧张与旋锁运动之间的关系

a. 内侧副韧带前部屈曲运动时会被牵拉，由于保持了一定的紧张度，因此提高了滑动运动的比例。

b. 外侧副韧带屈曲运动时变得松弛，对关节的制动效果降低，导致旋转运动的比例增加

② 髌股关节的运动学

股骨的髌股关节面呈凹陷形，与髌骨后方的形状相吻合。膝关节呈 90°
屈曲时髌骨会与股骨髁间沟的远端相接。深屈曲时髌骨会与股骨髁部的内、
外侧缘相接。此时，髌骨内侧面最内侧位置的垂直关节面会与股骨相接。

下一步，在胫骨粗隆画一条与地面垂直的线，探讨此线与髌骨的位置关
系。膝关节伸展位时髌骨向前方倾斜 15°，膝关节屈曲 60° 时髌骨与地面垂
直。膝关节屈曲 90° 时垂线与髌骨前缘处于同一平面。膝关节屈曲 120° 时
髌骨向后方倾斜 20°。深屈曲时，髌骨相对于胫骨粗隆垂线向后方、深部下
沉并倾斜（图 2-20）。

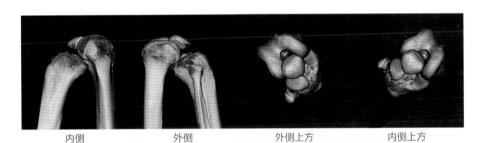

内侧　　　　　外侧　　　　外侧上方　　　　内侧上方

图 2-19　深屈曲时髌股关节的运动（图片由松本正知提供）

深屈曲时股骨外侧髁向后方移动，几乎呈半脱位状态

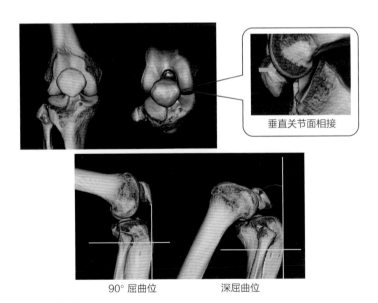

垂直关节面相接

90° 屈曲位　　　　深屈曲位

图 2-20　髌股关节的运动

深屈曲时髌骨的内、外侧缘与股骨相接，最内侧位置的垂直关节面此时会与股骨
相接。髌骨相对于胫骨粗隆垂线向后方、深部下沉并倾斜

③ 交叉韧带的运动

用 MRI 观察深屈曲时交叉韧带的形态，结果显示膝关节屈曲 90° 时前交叉韧带与胫骨关节面的切线呈约 40° 角。膝关节屈曲 135° 时，前交叉韧带与胫骨关节面的切线呈 20° 左右的锐角。正坐位时，前交叉韧带的走行与切线接近，弯曲向上并紧张。见图 2-21。

另外，膝关节屈曲 90° 时，后交叉韧带与胫骨关节面的切线呈向前上方走行的 70° 角。膝关节屈曲 135° 时，后交叉韧带与胫骨长轴方向几乎一致呈直立状态。正坐位时，后交叉韧带被股骨髁间部挤压弯曲，凸向前方并发生紧张。见图 2-22。

所以，想要完成正坐动作，交叉韧带本身必须具备能完成上述形态变化的柔韧性。

④ 髌下脂肪垫的运动

髌韧带的深部分布有一层脂肪组织称髌下脂肪垫。膝关节深屈曲位时，髌下脂肪垫由于股骨髁部的后移与髌韧带的挤压而移至后方，在交叉韧带与髌骨之间移动。该脂肪垫被认为是控制膝关节深屈曲时内压上升的一种降压结构。因此，髌下脂肪垫粘连导致的疼痛以及髌下脂肪垫的硬度均会影响深屈曲的功能。要想提高深屈曲程度，有必要关注髌下脂肪垫。见图 2-23。

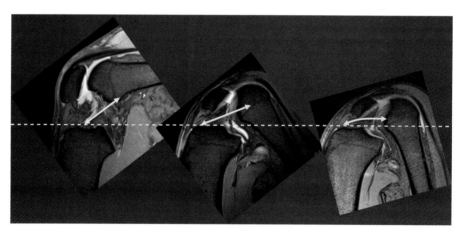

图 2-21　深屈曲时前交叉韧带的形态（MRI 图像）

前交叉韧带在膝关节屈曲 90° 时与胫骨关节面的切线呈约 40° 角。膝关节屈曲 135° 时，前交叉韧带与胫骨关节面的切线呈 20° 左右的锐角。正坐位时前交叉韧带的走行与切线接近，弯曲向上并紧张

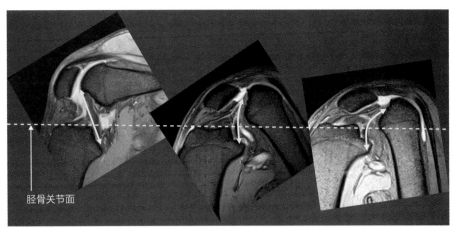

胫骨关节面

图 2-22　深屈曲时后交叉韧带的形态（MRI 图像）

　　膝关节屈曲 90° 时，后交叉韧带与胫骨关节面的切线呈 70° 角。膝关节屈曲 135°时，后交叉韧带与胫骨长轴方向几乎一致。正坐位时后交叉韧带发生弯曲，凸向前方并紧张

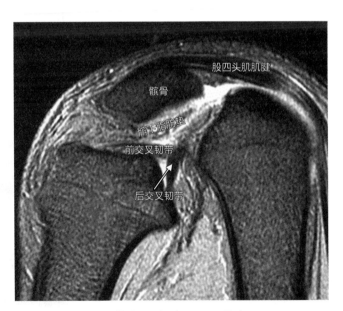

图 2-23　深屈曲时髌下脂肪垫的形态（MRI 图像）

　　膝关节深屈曲位时，髌下脂肪垫在交叉韧带与髌骨之间移动

（4）髌骨在髌股关节中的运动

髌骨本身不具备移动能力，需要通过周围软组织的紧张和松弛被动地进行移动。髌骨依靠肌肉、肌腱、韧带等组织的附着，固定于股骨与胫骨之上。因此，在膝关节屈曲、伸展时，需要靠周围软组织的紧张使髌股关节进行稳定的运动。膝关节运动时发生的髌骨活动主要有以下6点（图2-24）。

上升（elevation）：膝关节伸展位时髌骨向股骨近端移动，移动范围为1~2 cm（图2-24a）。

下降（depression）：膝关节伸展位时髌骨尖部能接触到胫骨粗隆。在膝关节的屈曲活动度范围内，髌骨下降范围可达约8 cm。见图2-24b。

滑动（glide）：髌骨向内侧或外侧横向移动。随着膝关节屈曲徐缓地向内侧滑动，其移动范围显著受限。见图2-24c。

倾斜（tilt）：在矢状面上髌骨能前倾或后倾运动。膝关节屈曲60°时达最大后倾度，随着屈曲角度的增大逐渐变为前倾。见图2-24d。

冠状旋转（coronary rotation）：水平面上髌骨进行内旋和外旋的活动。冠状旋转在25°~115°膝关节屈曲运动时，会出现最大约11°的内旋。见图2-24e。

额状面旋转（frontal rotation）：在额状面髌骨出现内旋和外旋活动。额状面旋转25°~130°范围的膝关节屈曲运动，可出现最大约7°的外旋。见图2-24f。

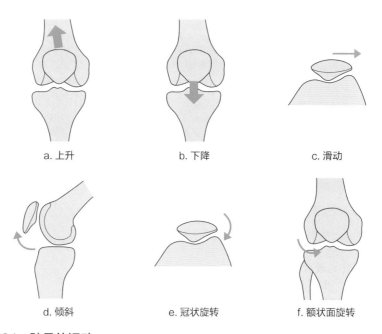

a. 上升　　　　　　　b. 下降　　　　　　　c. 滑动

d. 倾斜　　　　　　e. 冠状旋转　　　　　f. 额状面旋转

图 2-24　髌骨的运动

（1）胫股外侧角

膝关节伸展位时，从正面可见股骨长轴与胫骨长轴之间形成的角，该角称为胫股外侧角/胫股角（femorotibial angle，FTA）。正常FTA为170°~175°，呈轻度外翻。见图2-25。

（2）下肢功能轴

股骨头中心至踝关节中心的连线称为下肢功能轴/下肢力线（Mikulicz线），是站立位时的负重线。正常情况下会通过膝关节中央，膝内翻时通过膝关节的内侧，膝外翻时会通过膝关节的外侧。见图2-26。

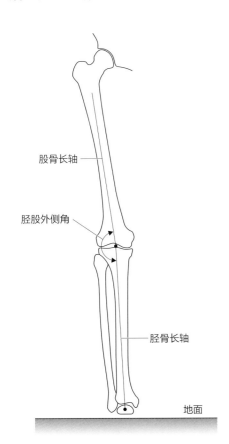

图 2-25　胫股外侧角（FTA）

从正面可见股骨长轴与胫骨长轴之间形成的角，称为胫股外侧角。正常FTA为170°~175°，呈轻度外翻

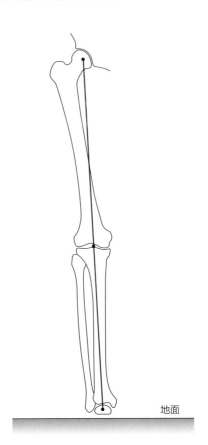

图 2-26　下肢功能轴（Mikulicz 线）

股骨头中心至踝关节中心的连线称为下肢功能轴/下肢力线（Mikulicz线），为站立位时的负重线。正常情况下会通过膝关节中央

（3）Q角（Q-angle）

是股骨长轴与髌韧带长轴所形成的角，正常为 20° 以内，平均为 14°，见图 2-27。该角受 FTA、髌骨位置、膝关节旋转等的影响。

（4）髁间沟角

膝关节髌骨轴图像 / 对切线位图像（skyline view）中，股骨内侧髁与外侧髁的最高点与髁间沟最低点之间连线所成的角称髁间沟角、沟角或滑车面角，正常平均值为 138°（126°~150°），见图 2-28。角度变大说明发生髌骨脱臼的风险较高。

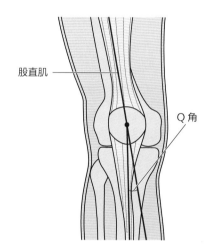

股直肌

Q角

图 2-27　Q角

Q角是股骨长轴与髌韧带长轴所形成的角，正常为 20° 以内，平均为 14°

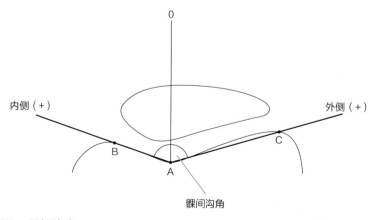

0

内侧（+）

外侧（+）

B

C

A

髁间沟角

图 2-28　髁间沟角

膝关节髌骨轴在 X 线图像中，股骨内侧髁与外侧髁的最高点（B、C）与髁间沟最低点（A）之间连线所成的角，正常平均值为 138°（126°~150°）

5. 肌肉

（1）膝关节伸肌群

膝关节伸肌群包括股直肌、股内侧肌、股外侧肌、股中间肌，它们组成股四头肌。这些组织附着于髌骨之上，通过髌骨移行至髌韧带，止于胫骨粗隆。见图2-29。

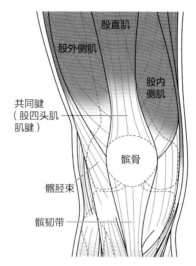

图 2-29　膝关节伸肌群

膝关节伸肌群包括股直肌、股内侧肌、股外侧肌、股中间肌形成的股四头肌

① 股直肌

股直肌分为髂前下棘起始的以肌腱成分为主的浅层纤维，以及髋臼上缘的关节囊起始的富含肌纤维成分的深层纤维。两者通过髌骨形成髌韧带并止于胫骨粗隆。股直肌是股四头肌中唯一的双关节肌，沿大腿中央纵向走行4~5 cm。浅层与深层的肌纤维排列有所不同，浅层纤维呈羽毛状排列，而深层纤维则沿着长轴方向紧密排列。髌骨近端6~7 cm处是股直肌的肌腱移行部位。股直肌参与髋关节的屈曲运动与膝关节的伸展运动。见图2-30。

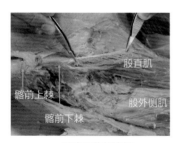

a. 股直肌的起始部

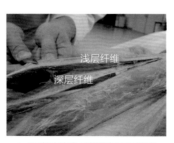

b. 股直肌的浅层纤维与深层纤维

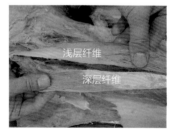

c. 浅层纤维为羽状肌，深层纤维为梭状肌

图 2-30　股直肌（图片由林典雄提供）

股直肌由髂前下棘和髋臼上缘的关节囊起始，通过髌骨止于胫骨粗隆。分为髂前下棘起始的肌腱成分为主的浅层纤维和髋臼上缘的关节囊起始的深层纤维。

② 股内侧肌

股内侧肌分为股四头肌肌腱内侧走行的股内侧肌部分，以及髌骨内侧并与髌内侧支持带相连续的股内侧肌斜行纤维。股内侧肌斜行纤维的起始部是通过内收肌腱板的大收肌腱。其深层有滑液囊在膝关节屈伸时起到减轻摩擦力的作用（图2-31a）。股内侧肌纤维角从近端到远端逐渐变为钝角。据报道，在联合腱近端移行部的股内侧肌纤维角约呈25°，髌骨最远端附着处的纤维角约呈40°（图2-31b）。股内侧肌牵拉股四头肌肌腱的内侧，起到伸展膝关节的作用。股内侧肌的斜行纤维一方面可将髌骨向内侧牵拉，另一方面与鹅足肌群协同，起到小腿外旋方向的稳定器（stabilizer）的作用，并可在膝关节伸展的最后阶段作为主要肌力起重要作用。

③ 股外侧肌

股外侧肌分为与股四头肌肌腱外侧相连续的股外侧肌部分和与髌外侧支持带相连续的斜行纤维。组成股外侧肌斜行纤维的大部分纤维均起始于髂胫束的内侧（图2-31c）。股外侧肌的纤维角与股内侧肌的纤维角相比，为角度稍小的锐角。有研究指出股四头肌肌腱的近端移行部的股外侧肌纤维角约呈20°，髌骨最远端附着处的纤维角呈25°~30°（图2-31b）。股外侧肌可将股四头肌肌腱向外侧牵拉，起到伸展膝关节的作用。股外侧肌斜行纤维可将髌骨向外侧牵拉，与股二头肌、髂胫束一同起到小腿内旋方向的稳定器的作用。

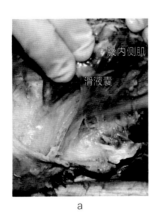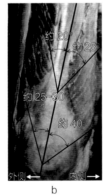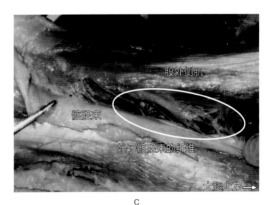

图2-31　股内侧肌、股外侧肌（图片由林典雄提供）

a. 股内侧肌的斜行纤维深层有滑液囊，在膝关节屈伸时起到减轻摩擦力的作用。

b. 股内侧肌的纤维角，在肌腱移行部约呈25°，髌骨最远端附着处的纤维角约呈40°。股外侧肌的纤维角，在肌腱移行部约呈20°，髌骨最远端附着处的纤维角呈25°~30°。

c. 组成股外侧肌斜行纤维的大部分纤维起始于髂胫束的内侧面

④ 股中间肌

股中间肌的起始部位在股骨前端至股骨远端外侧面，是治疗膝关节挛缩时必须进行治疗的对象。膝关节屈伸时股中间肌在股骨的长轴方向大范围移动，其与髌上囊之间的滑动功能对膝关节的活动度产生很大影响。

股中间肌的深部有膝关节肌。膝关节肌起始于股骨干的远端前部，沿着股骨长轴肌肉呈宽三角形，由3层小肌束重叠组成。在髌上囊的上方呈弯曲状停止。膝关节肌在膝关节伸展时与股中间肌一起协调运动，将髌上囊向上方牵引，起到防止撞击的作用。见图2-32。屈曲时膝关节肌会跟着髌上囊一同向远方滑动。

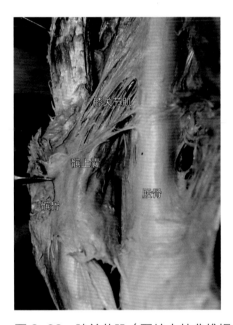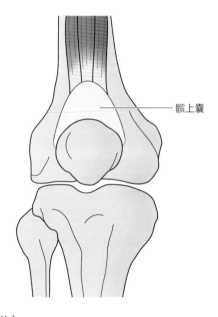

图 2-32 膝关节肌（图片由林典雄提供）

膝关节肌与股中间肌一起协调运动，将髌上囊向上方牵引，起到防止撞击的作用

（2）膝关节屈肌群

膝关节屈肌群由内侧的缝匠肌、股薄肌、半腱肌组成的鹅足肌群和半膜肌构成。外侧有股二头肌连至腓骨头起到膝关节屈曲的作用。见图2-33。

① 缝匠肌

缝匠肌起始于髂前上棘，经大腿前方向内下方向走行，随后通过膝关节屈伸轴的后方，止于胫骨粗隆的内侧，呈细长的麻绳样结构（图2-33）。与股薄肌肌腱、半腱肌肌腱共同组成鹅足，止于胫骨粗隆内侧面。缝匠肌属于双关节肌，具有膝关节屈曲与小腿内旋的作用。

Mochizuki等详细观察鹅足肌腱末端发现，小腿筋膜的部分纤维会与鹅足腱会合形成提高膝关节内侧支持性的结构。在对屈曲挛缩病例的诊疗过程中，需要明确此点。见图2-34。

② 股薄肌

股薄肌始于耻骨联合外侧，与缝匠肌、半腱肌共同组成鹅足腱，止于胫骨粗隆的内侧（图2-33）。股薄肌为髋关节内收肌群中唯一的双关节肌，位于屈肌群的最内侧。其功能主要是髋关节的内收、屈曲，膝关节的屈曲以及小腿的内旋。

Zaffagnini等指出，股薄肌肌腱末端的周围有非常丰富的神经、血管网，可能会对疼痛非常敏感。临床上，在组成鹅足肌群的3个肌肉中，股薄肌是最容易出现压痛的一个。

③ 半腱肌

半腱肌的远端由腱组织组成，肌腹在近端且较为发达。在组成鹅足的肌肉中，半腱肌位于膝关节屈曲轴的最后方。因半腱肌起点始于坐骨结节，髋关节的肢体位会影响膝关节的伸展活动度。半腱肌的肌腱末端于胫骨的内侧前方回旋走行，故与小腿的内旋有很大关系。

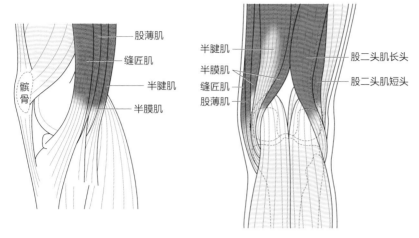

图 2-33　膝关节屈肌群

膝关节屈肌群内侧有缝匠肌、股薄肌、半腱肌、半膜肌，外侧有股二头肌

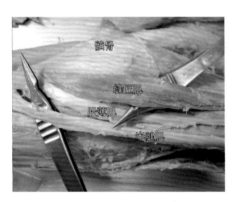
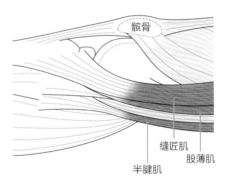

图 2-34　构成鹅足的肌群（图片由林典雄提供）

鹅足腱从前到后有缝匠肌肌腱、股薄肌肌腱、半腱肌肌腱。小腿筋膜的部分纤维会与鹅足腱会合，这种结构可提高膝关节内侧的支持性

④ 半膜肌

半膜肌的近端 1/2 由宽的筋膜结构组成，在股骨内侧髁移行为肌腱。半膜肌起始于坐骨结节并分别止于胫骨内侧髁的内侧后部、腘斜韧带、腘筋膜、关节囊、后斜韧带、内侧半月板 6 个组织上。

半膜肌在膝关节屈曲时起到防止内侧半月板与后方关节囊发生撞击，以及保证膝关节屈曲运动更顺畅的作用。止于胫骨前、后肌肌腱周围的关节囊结构，可在膝关节伸展时防止骨组织的直接压迫起到缓冲作用。见图2-35。这一部分的炎症及粘连是引起疼痛和关节活动受限的主要原因之一。

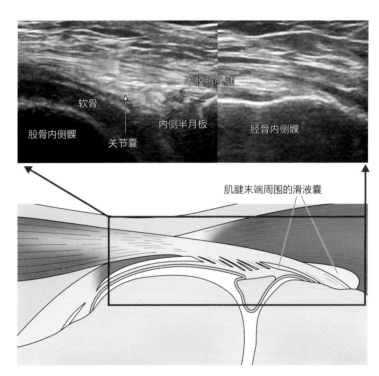

图 2-35　半膜肌的周围解剖

止于胫骨肌腱周围的关节囊结构，可在膝关节伸展时对骨组织的直接压迫起到缓冲作用

⑤ 股二头肌

股二头肌长头起始于坐骨结节并止于腓骨头（图2-33）。股二头肌短头起始于股骨粗线外侧唇，呈半羽状，与股二头肌长头腱会合后止于腓骨头。故股二头肌短头的收缩需通过股二头肌长头腱传导至腓骨头。股二头肌长头与短头参与膝关节的屈曲和小腿的外旋运动。不仅如此，股二头肌长头还参与髋关节的伸展。在以股二头肌损伤为病因致膝关节伸展受限的案例中，几乎都与股二头肌短头问题有关。股二头肌短头还会间接对膝关节内翻有稳定作用。

（3）其他肌肉

影响膝关节活动度的其他肌肉还有阔筋膜张肌、腘肌等。

① 阔筋膜张肌

阔筋膜张肌起始于髂前上棘，通过髂胫束向下走行于大腿外侧面，并止于胫骨粗隆外侧的 Gerdy 结节，它是双关节肌。随着膝关节的屈曲，肌腱停止位置会发生改变，且屈伸作用也会发生变化。阔筋膜张肌在膝关节屈曲未满 90° 时，作用于膝关节的伸展运动；当膝关节屈曲超过 90° 时，则作用于膝关节的屈曲运动（图2-36）。

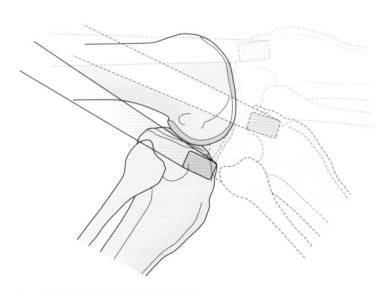

图 2-36　阔筋膜张肌对膝关节的作用

　　阔筋膜张肌是起始于髂前上棘的双关节肌，随着膝关节的屈曲，肌腱停止位置会发生改变，且屈伸作用也会发生变化

② 腘肌

腘肌起始于股骨外上髁及外侧半月板，止于比目鱼肌肌腱稍上方的胫骨后上部。主要起膝关节内旋和屈曲的作用，还对膝关节完全伸展时伴发的小腿外旋固定起到锁定作用。

腘肌的一部分附着于外侧半月板，膝关节屈曲时还能起到防止外侧半月板发生撞击的作用（图 2-37）。这方面内容将于半月板章节详细阐述。

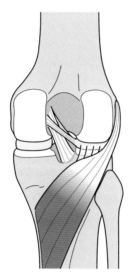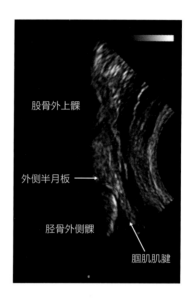

图 2-37　腘肌的解剖与功能

腘肌的一部分附着于外侧半月板，膝关节屈曲时还能起到防止外侧半月板发生撞击的作用

6. 韧带和支持带

膝关节腔中，连接股骨和胫骨的结构为交叉韧带。前交叉韧带附着于胫骨的髁间前区与股骨外侧窝的内侧面。后交叉韧带附着于股骨内侧髁的外侧面及胫骨的髁间后区。内侧副韧带及外侧副韧带在关节外连接股骨和胫骨。外侧副韧带和后交叉韧带从后外侧向前内侧走行。内侧副韧带和前交叉韧带则从后内侧向前外侧走行。见图 2-38。

韧带和支持带在膝关节的支持功能和稳定功能中起着重要作用。本节将详细介绍膝关节的韧带和支持带的功能解剖。

（1）前交叉韧带

前交叉韧带（anterior cruciate ligament，ACL）附着于胫骨的髁间前区至股骨外侧窝的内侧面。主要作用是防止胫骨向前滑出，并限制膝关节内旋和过伸。

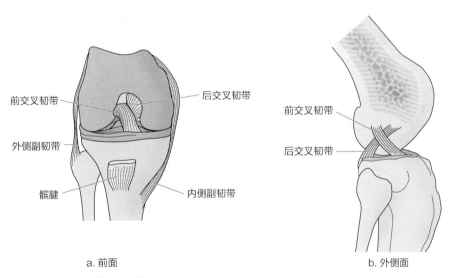

前交叉韧带　　　　　后交叉韧带

外侧副韧带

髌腱　　　　　　　　内侧副韧带

前交叉韧带

后交叉韧带

a. 前面　　　　　　　　　　b. 外侧面

图 2-38　膝关节的韧带

前交叉韧带是关节内韧带，全长约 35 mm，直径约 10 mm，被滑膜覆盖。前交叉韧带为单纤维韧带，从功能上可分为前内侧纤维束（antero-medial bundle，AMB）和后外侧纤维束（postero-lateral bundle，PLB）。AMB 的功能是维持关节活动的紧张度，尤其在屈曲时。PLB 的功能是在伸展时紧张，屈曲时松弛。见图 2-39。

（2）后交叉韧带

后交叉韧带（posterior cruciate ligament，PCL）附着于股骨内侧髁的外侧面至胫骨的髁间后区，是坚韧的关节内韧带，强度为前交叉韧带的 2 倍。后交叉韧带全长约 38 mm，直径约 13 mm，表面有滑膜覆盖。

后交叉韧带分为前外侧纤维束（antero-lateral bundle，ALB）和后内侧纤维束（postero-medial bundle，PMB）。ALB 走行于股骨前部至胫骨近端后窝的外侧部，在膝关节伸展的时候松弛，随膝关节屈曲逐渐紧张。PMB 走行于股骨后外侧部至胫骨近端后窝的内侧部，在膝关节伸展时保持紧张，随膝关节屈曲逐渐松弛。见图 2-40。

后交叉韧带的功能是限制膝关节的过度伸展，防止胫骨向后滑出，以及限制胫骨的过度内旋。前外侧纤维束和后内侧纤维束会在胫骨向后滑动时保持紧张，通过前交叉韧带和后交叉韧带的包裹来限制过度内旋。见图 2-41。

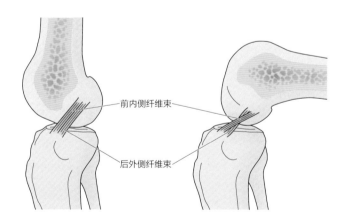

前内侧纤维束

后外侧纤维束

图 2-39 前交叉韧带

前交叉韧带分为前内侧纤维束（AMB）和后外侧纤维束（PLB）。AMB 在膝关节全部可活动范围内保持紧张，在膝关节屈曲时紧张度增加。PLB 在膝关节伸展位时紧张度增加，屈曲位时松弛

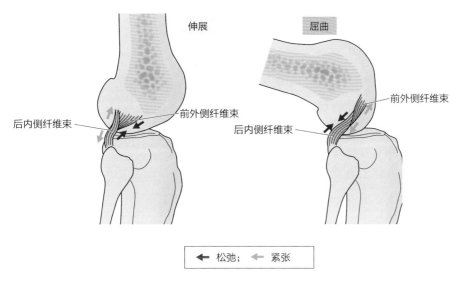

伸展　　屈曲

前外侧纤维束

后内侧纤维束

前外侧纤维束

后内侧纤维束

← 松弛；　← 紧张

图 2-40　后交叉韧带

后交叉韧带分为前外侧纤维束（ALB）和后内侧纤维束（PMB）。ALB 在膝关节伸展位时保持松弛，并随着膝关节屈曲逐渐紧张。PMB 在膝关节伸展时保持紧张，并随着膝关节屈曲逐渐松弛

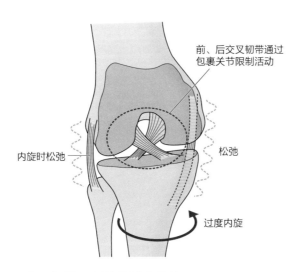

前、后交叉韧带通过包裹关节限制活动

内旋时松弛

松弛

过度内旋

图 2-41　前、后交叉韧带限制关节过度内旋

关节通过前、后交叉韧带的包裹来限制过度内旋

（3）内侧副韧带

内侧副韧带（medial collateral ligament，MCL）分为浅层和深层，在膝关节屈曲时向后移动。浅层又分为前斜韧带（anterior oblique ligament，AOL）和后斜韧带（post oblique ligament，POL）。AOL起于股骨内上髁，止于穿行于鹅足深部的胫骨内侧髁的内侧缘和后缘，长约9 cm，附着于膝关节内侧距关节裂隙约7 cm的远端。AOL在膝关节屈曲45°~60°时呈直线，在膝关节处于屈曲45°以下的位置时后凸，在膝关节处于屈曲60°以上的位置时呈现出股骨附着部上拉导致全活动范围的紧张。在伸展10°以上和屈曲100°以上时紧张度增加。见图2-42、2-43。

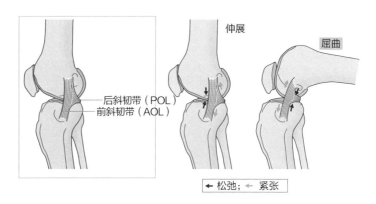

图2-42　内侧副韧带

内侧副韧带（MCL）分为浅层和深层，并在关节弯曲时向后移动

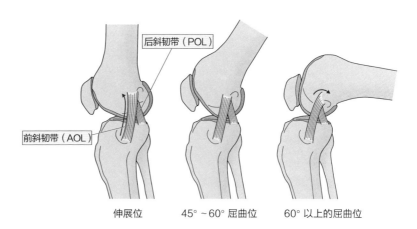

图2-43　内侧副韧带浅层

浅层纤维分为前斜韧带（AOL）和后斜韧带（POL）。MCL的前斜纤维在膝关节45°~60°的屈曲位时呈直线，在膝关节60°以上的屈曲位时呈现出股骨附着部分上拉导致全活动范围的紧张

POL 是内侧副韧带的浅层纤维，通过发出纤维连接内侧半月板和半膜肌，从而增加向前、向后运动的稳定性。POL、内侧半月板、半膜肌的运动单位的运动机制与半膜肌的收缩引起 POL 和内侧半月板的吸盘效应（suction cup effect）密切相关（图 2-44）。

深层纤维，也被称作内侧关节囊韧带，与内侧半月板的中央部紧密结合，并止于胫骨关节面的下方。在股骨侧为半月板股骨韧带（简称"板股韧带"），在胫骨侧为半月板胫骨韧带（图 2-45）。

内侧副韧带会强力限制小腿的外翻和外旋，并在行走时辅助性地向前牵拉（图 2-43）。此外，由于 POL 的纤维长度短，与关节囊紧密相连，因此它不仅可以限制膝关节的外旋，还可以限制其内旋。

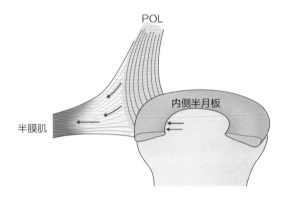

图 2-44　吸盘效应

后斜韧带（POL），内侧半月板和半膜肌形成的运动单位与吸盘效应（通过半膜肌的收缩导致后斜韧带和内侧半月板的拉伸）密切相关

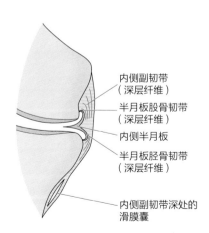

内侧副韧带
（深层纤维）

半月板股骨韧带
（深层纤维）

内侧半月板

半月板胫骨韧带
（深层纤维）

内侧副韧带深处的
滑膜囊

图 2-45　内侧副韧带深层

深层纤维也被称为内侧关节囊韧带。股骨侧是半月板股骨韧带，胫骨侧是半月板胫骨韧带

（4）外侧副韧带

外侧副韧带（lateral collateral ligment，LCL）起始于股骨外上髁，斜向后方走行，止于腓骨头。其作用是加强膝关节外侧的稳定性。外侧副韧带是圆筒状的韧带，粗 5~7 mm，不与外侧半月板相连接。因为外侧副韧带自前上方至后下方走行，且位于屈伸轴的后方，所以会在关节内翻、外旋、伸展时紧张，在关节屈曲时松弛。见图 2-46。

（5）豆腓韧带

豆腓韧带（fabella fibular ligament，FFL）位于膝关节的后外侧，是膝关节支持结构的重要成分之一。豆腓韧带是在腓骨头的后缘走行的纤维束，在膝关节伸展和外旋时紧张。见图 2-47。

（6）髌韧带

髌韧带（patellar ligament）是起自髌骨下部并附着于胫骨粗隆的强韧的纤维束。髌韧带的上段较宽，附着于髌骨；下段较窄，附着于胫骨粗隆。髌韧带非常强韧，难以收缩，应特别注意其与髌下深滑膜囊的粘连。髌韧带是将股四头肌的收缩力通过髌骨传递至胫骨的张力传导装置。见图 2-48。

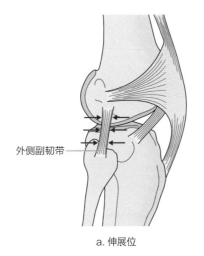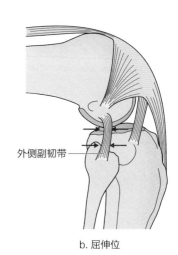

a. 伸展位　　　　　　　　　　　　　　b. 屈伸位

图 2-46　外侧副韧带

外侧副韧带从股骨外上髁斜向后方走行，止于腓骨头，在内翻、外旋、伸展运动时保持紧张，在屈曲运动时松弛

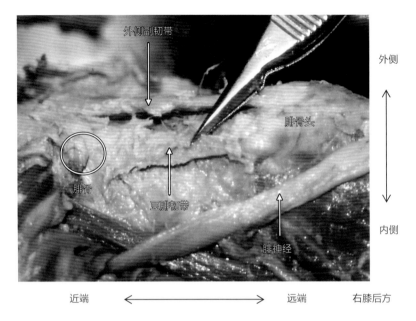

外侧副韧带

腓骨头

外侧

腓骨

豆腓韧带

内侧

腓神经

近端 ←————→ 远端 右膝后方

图 2-47 豆腓韧带（FFL）（图片由林典雄提供）

　　豆腓韧带（FFL）是后外侧支持结构之一，在膝关节的伸展、外旋时紧张

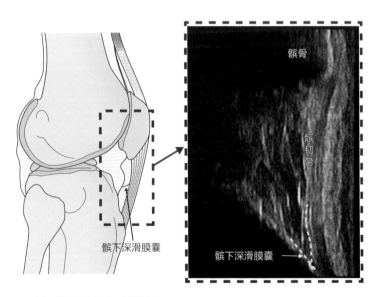

髌骨

髌韧带

髌下深滑膜囊

髌下深滑膜囊

图 2-48 髌韧带周围的解剖结构

　　髌韧带是股四头肌肌腱的延续，附着在胫骨粗隆。髌韧带深部有髌下深滑膜囊，应注意其与髌下脂肪垫之间的粘连

（7）髌内侧支持带和髌外侧支持带

髌骨支持带是髌骨和髌韧带两侧的膜状纵行纤维束，分别被称作髌内侧支持带（medial patellar retinaculum）和髌外侧支持带（lateral patellar retinaculum）。

髌内侧支持带起始于股内侧肌，在髌骨内侧走行，广泛附着于胫骨内侧上端，并与髌骨有交叉纤维。髌内侧支持带在股内侧肌收缩时向近端滑动，在关节屈曲时向远处滑动（图 2-49a）。此纤维为非可伸缩组织，会因关节挛缩导致粘连。

髌外侧支持带始于股外侧肌和股中间肌，在髌外侧走行并广泛附着于胫骨外侧上端。与髌内侧支持带相同，髌外侧支持带与髌骨有交叉纤维。此纤维会在股外侧肌和股中间肌收缩时向近端滑动，在关节屈曲时向远端滑动（图 2-49b）。此纤维为非可拉伸组织，会因关节挛缩导致粘连。

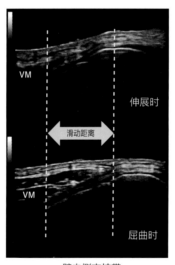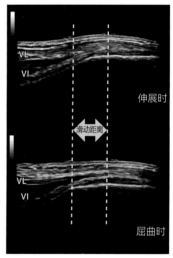

a. 髌内侧支持带　　　　　　　　　　b. 髌外侧支持带

VM—股内侧肌；VL—股外侧肌；VI—股中间肌

图 2-49　髌支持带的滑动距离

（8）内侧髌股韧带、外侧髌股韧带

内侧髌股韧带（medial patella-femoral ligament）、外侧髌股韧带（lateral patella-femoral ligament）是位于内、外髌骨支持带深层的髌骨支持带的横行纤维，是连接髌骨和股骨的纤维束。主要作用是维持髌骨两侧的稳定性（图2-50）。内侧髌股韧带是防止髌骨外侧不稳定的主要稳定器。

（9）内侧髌胫韧带、外侧髌胫韧带

内侧髌胫韧带（medial patella-tibial ligament）、外侧髌胫韧带（lateral patella-tibial ligament）是内、外侧髌骨支持带的深层横行纤维的一部分，是连接髌骨和胫骨的纤维束，主要作用是维持髌骨两侧的稳定性（图2-50）。这些韧带的粘连与低位髌骨、二次挛缩相关。

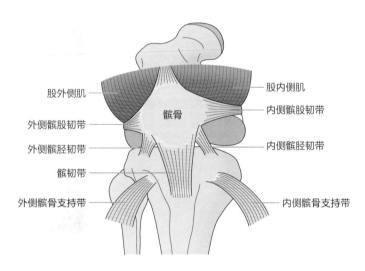

图2-50　内侧髌股韧带、外侧髌股韧带、内侧髌胫韧带、外侧髌胫韧带

（10）腘弓状韧带

腘弓状韧带（arcuate popliteal ligament）起于腓骨头顶端，自腘肌上部的表面向内侧走行，与腘斜韧带一起维持膝关节后方的稳定性。见图2-51。

（11）腘斜韧带

腘斜韧带（oblique popliteal ligament）是从半膜肌肌腱分出的斜向上走行的纤维。与腘弓状韧带一同参与维持膝关节后方的稳定性。见图2-51。

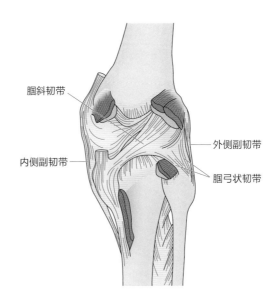

内侧副韧带

腘斜韧带

外侧副韧带

腘弓状韧带

图 2-51　腘弓状韧带、腘斜韧带

腘弓状韧带，起始于腓骨头的顶端，作用是维持膝关节后方的稳定性。腘斜韧带，是从半膜肌肌腱分出，斜向上走行的纤维，作用是维持膝关节后方的稳定性

7. 半月板

半月板分为外侧半月板和内侧半月板，填充于股骨髁和胫骨髁之间。半月板的横截面是三角形的纤维软骨，外侧缘较厚并附着于关节囊上，内侧缘较薄并游离于关节囊中。

外侧半月板的活动性比内侧半月板的活动性大，这也是其特征，胫骨关节面的形态是产生这一现象的原因之一。此外，外侧半月板的前角和后角互相接近，附着于髁间隆起附近呈"O"字形。而内侧半月板的前角和后角，较外侧半月板远，呈"C"字形。

内侧半月板和外侧半月板通过横韧带互相连接。内侧半月板被关节囊包裹并附着于冠状韧带，特别是中部与内侧副韧带紧密结合。外侧半月板仅其前 1/2 与关节囊相连接。这也是外侧半月板活动性较大的原因。

关于半月板的血液循环，边缘的 1/3 由滑膜供给，中间 1/3 是移行部，内侧的 1/3 是无血供部分。无血供部分靠关节液获得营养，从边缘向内分别被称为红-红区（red-red 区）、红-白区（red-white 区）、白-白区（white-white 区）。见图 2-52。

半月板的作用是增强关节适应性、缓冲作用、平衡关节内压、均匀滑膜液、润滑、增加关节活动度。

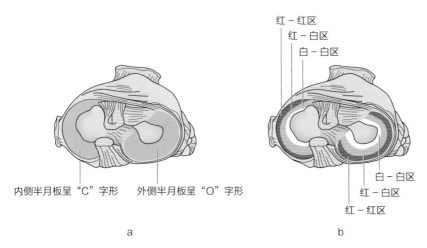

图 2-52　半月板

a. 内侧半月板呈"C"字形，外侧半月板呈"O"字形。
b. 边缘的 1/3 接受滑膜血供，中间的 1/3 称为移行部，内部的 1/3 是无血供区

（1）半月板的移动

半月板靠关节运动和肌肉收缩进行被动移动。当膝关节屈曲时，内侧半月板和外侧半月板均向后移动；当膝关节伸展时，内侧半月板和外侧半月板均向前移动。当小腿内旋时内侧半月板向前移动，外侧半月板向后移动；当小腿外旋时内侧半月板向后移动，外侧半月板向前移动。

半月板的移动量在非承重和承重时不同。根据 Thompson 等的研究，非承重的膝关节在 0°~90° 活动时，内侧半月板的平均移动量为 5.1 mm，外侧半月板的平均移动量为 11.2 mm（图 2-53）。根据 Vedi 等的研究，非承重的膝关节在 0°~90° 活动时，内侧半月板的前部向后的平均移动量为 5.4 mm，中部向外侧（内侧副韧带的方向）的平均移动量为 3.3 mm，后部向后的平均移动量为 3.8 mm；外侧半月板的前部向后的平均移动量为 6.3 mm，中部向外侧的平均移动量为 3.4 mm，后部向后的平均移动量为 4 mm。

在承重时半月板的移动量，内侧半月板的前部向后移动 7.1 mm，中部向外侧移动 3.6 mm（内侧副韧带的方向），后部向后移动 3.9 mm；外侧半月板的前部向后移动 9.5 mm，中部向外侧移动 3.7 mm，后部向后移动 5.6 mm。也就是说，承重时半月板的移动程度比非承重时大，而且与内侧半月板相比，外侧半月板的移动程度更大。

（2）与半月板移动相关的韧带

① 板股前韧带、板股后韧带

板股前韧带（anterior meniscofemoral ligament，Humphrey 韧带）和板股后韧带（posterior meniscofemoral ligament，Wrisberg 韧带），与后交叉韧带的走行相同，起到加强后交叉韧带的作用。另外，它们与外侧半月板的后部相

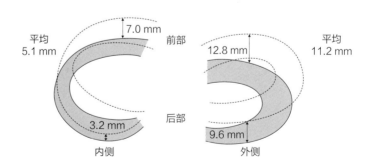

图 2-53　半月板的移动范围

非承重的膝关节在 0°~90° 活动时，内侧半月板的平均移动量是 5.1 mm，外侧半月板的平均移动量是 11.2 mm

连，在膝关节伸展时保持紧张从而使外侧半月板后部向前移动。见图2-54。

② 膝横韧带

膝横韧带（transverse ligament）连接内侧半月板和外侧半月板的前部，与髌下脂肪垫协同作用，与半月板的向前移动相关。见图2-55。

③ 冠状韧带

冠状韧带（coronary ligament）的功能是将内侧半月板的整个外周边缘固定于胫骨外侧缘。见图2-55。

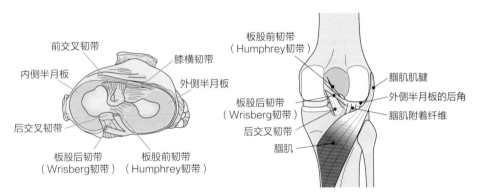

图 2-54　板股前韧带、板股后韧带

　　板股前韧带、板股后韧带的作用是加强后交叉韧带，在膝关节伸展时紧张，将外侧半月板后部向前拉动

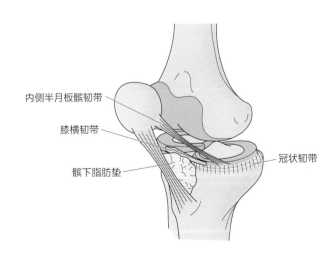

图 2-55　膝横韧带、冠状韧带、内侧半月板髌韧带、外侧半月板髌韧带

④ 内侧半月板髌韧带

内侧半月板髌韧带（medial menisco patellar ligament）连接内侧半月板前节与髌骨（图2-55）。膝关节伸展时，内侧半月板随着髌骨前移而向前移动。

⑤ 外侧半月板髌韧带

外侧半月板髌韧带（lateral menisco patellar ligament）连接外侧半月板前节与髌骨（图2-55）。膝关节伸展时，外侧半月板随着髌骨前移而向前移动。

（3）半月板移动的机制

与半月板向前移动相关的张力传导组织有内侧半月板髌韧带、外侧半月板髌韧带、膝横韧带、内侧副韧带深层纤维、后斜韧带、板股前韧带、后半月板股骨韧带、髌下脂肪垫。

半月板向前运动的机制有3点：第1点是股四头肌的收缩导致伸展系统的紧张和股骨髁前移所伴随的髌骨向前推动，将压力传导至内侧和外侧半月板髌韧带，从而使半月板向前移动。第2点是髌韧带的前进推动髌下脂肪垫向前，通过膝横韧带的张力传导使内外侧半月板向前移动。第3点是位于半月板后方的内侧副韧带深层纤维，后斜韧带及前、板股后韧带的收缩紧张作用引起半月板向前移动。见图2-56。

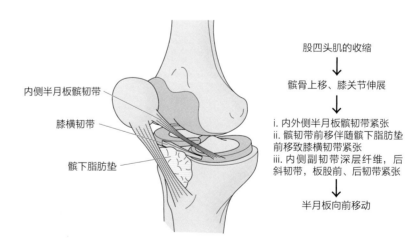

内侧半月板髌韧带

膝横韧带

髌下脂肪垫

股四头肌的收缩
↓
髌骨上移、膝关节伸展
↓
i. 内外侧半月板髌韧带紧张
ii. 髌韧带前移伴随髌下脂肪垫前移致膝横韧带紧张
iii. 内侧副韧带深层纤维，后斜韧带，板股前、后韧带紧张
↓
半月板向前移动

图2-56 半月板向前移动的机制

与半月板向后移动相关的张力传导组织有半膜肌，腘肌，内侧副韧带深层纤维，后斜韧带，板股前、后韧带（组成板股韧带）。

　　半月板向后移动的机制根据股骨髁后移动原理主要有 3 点：第 1 点是后斜韧带通过半膜肌的收缩、吸盘效应（suction cup effect）将内侧半月板向后拉动。第 2 点是通过腘肌的收缩将外侧半月板向后拉动。第 3 点是因膝关节屈曲而松弛的内侧副韧带深层纤维、后斜韧带、板股韧带所形成的空间使半月板向后滑动。见图 2-57。

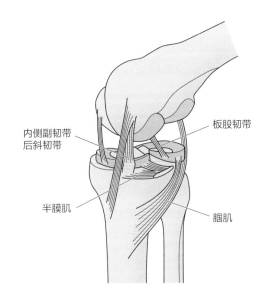

内侧副韧带
后斜韧带

板股韧带

半膜肌

腘肌

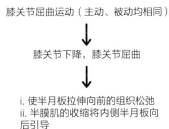

膝关节屈曲运动（主动、被动均相同）

↓

膝关节下降，膝关节屈曲

↓

i. 使半月板拉伸向前的组织松弛
ii. 半膜肌的收缩将内侧半月板向后引导
iii. 腘肌的收缩将外侧半月板向后引导
iv. 内侧副韧带深层纤维、后斜韧带、板股韧带松弛

↓

半月板向后移动

图 2-57　半月板向后移动的机制

8. 关节囊

关节囊是由前部关节囊向上延伸形成的髌上囊和后方关节囊将关节覆盖形成（图2-58）。关节囊是将关节整体包裹的结构，与韧带共同起到加强支撑关节的作用。关节囊分为内层和外层，外层为致密结缔组织构成的纤维膜，内层为疏松结缔组织构成的滑膜，两者主要成分均为胶原纤维。

通常，正常的膝关节液有2~3 ml，正常的膝关节腔容量为40~60 ml。发生炎症水肿时，积液有时会达到100 ml以上。1瓶养乐多是65 ml，由此可以看出膝关节发炎时积聚了很多的关节液。

关节囊的前表面薄而具有高度延展性，关节囊内的滑膜在关节腔内形成褶皱，其中含有脂肪组织。与关节腔相通的滑膜囊有髌上囊、髌下深滑膜囊、腘肌囊等（图2-59），它们保证了髌骨和肌腱滑动时的顺滑。另外，关节囊的后表面由坚韧而缺乏弹性的韧带加强。

髌上囊连接股骨髁和髌骨的滑膜囊。其承担使膝关节的滑动更加高效化、使膝关节屈曲时髌骨的长轴移动更加顺滑的作用。膝关节伸展位时，髌上囊受膝关节肌的牵引而向近侧移动，呈现出双层膜结构。当膝关节屈曲时，髌上囊向髌骨下方滑动逐渐变成单层膜结构。见图2-60。近端深度为7~8 cm，内侧深度为2~3 cm，外侧深度为4~5 cm。

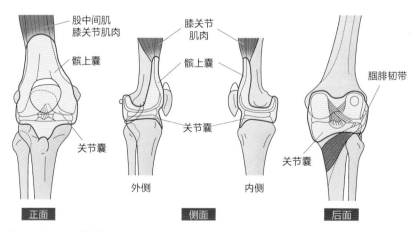

图2-58　关节囊

关节囊，由前部关节囊向上伸展形成的髌上囊和后方关节囊覆盖关节而形成。关节囊前部薄而具有高度延展性，关节囊后部是结缔组织，起到加强支撑膝关节的作用。

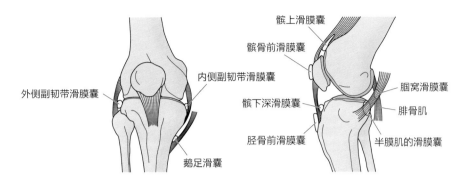

图 2-59　滑膜囊

膝关节运动中涉及各组织间滑动的部位存在滑膜囊

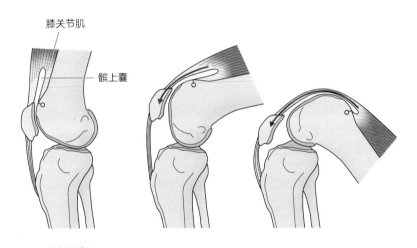

图 2-60　髌上囊

髌上囊是股骨髁部和髌骨之间的滑膜囊，其作用是使髌骨沿长轴滑动更加高效

9. 脂肪垫

脂肪垫的作用是储存营养，保护周围组织的血管、神经。脂肪垫可根据组织之间的伸展、松弛、缓冲、活动而发生变形。脂肪垫内存在伤害感受器，是对疼痛敏感的组织。有因伤害感受器受到刺激导致周围肌肉挛缩的报道。

膝关节的脂肪垫包括髌骨上方的髌上脂肪垫、髌上囊和股骨前方的股骨前脂肪垫、髌骨下方的髌下脂肪垫（图 2-61）。

（1）髌上脂肪垫

髌上脂肪垫是填充于髌骨上端、髌上囊前面和股四头肌肌腱远处的三角形的脂肪垫，其并非大型脂肪垫，具有保持股四头肌肌腱的滑动性和延长杠杆臂从而使膝关节伸展更有效率，以及预防股骨与髌骨之间的髌上囊的撞击等功能。见图 2-62。

（2）股骨前脂肪垫

股骨前脂肪垫是存在于髌上囊深部和股骨之间的脂肪垫（图 2-62）。具有维持膝关节屈伸时髌上囊的三维滑动性、膝关节伸展的高效性、调整髌股关节内压等功能。股骨前脂肪垫的特征是随膝关节伸展而在股骨前面中央处聚集，随膝关节屈曲而在股骨的内侧后方和外侧后方分散开来。这是膝关节伸展时股四头肌和股骨的杠杆臂延长引起扭力增大的结果。此外，屈曲过

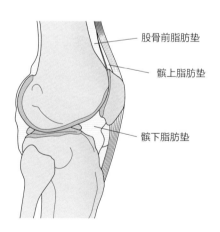

股骨前脂肪垫

髌上脂肪垫

髌下脂肪垫

图 2-61 脂肪垫

膝关节周围的脂肪垫包括髌上脂肪垫、股骨前脂肪垫、髌下脂肪垫

程中随着股四头肌和股骨之间距离的减小，曲率半径也减小，从而避免了伸展活动导致的组织损伤。见图 2-63。当然，股骨前脂肪垫的变形或粘连会降低髌上囊的功能，导致膝关节屈曲受限或伸展滞后（受限）。

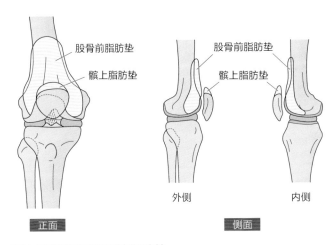

图 2-62　髌上脂肪垫和股骨前脂肪垫

　　髌上脂肪垫填充于髌骨上端、髌上囊前面和股四头肌远处形成的三角形区域内。股骨前脂肪垫存在于髌上囊深部和股骨之间。

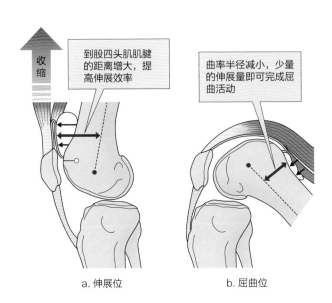

图 2-63　股骨前脂肪垫的增减效果

　　股骨前脂肪垫是位于髌上囊深部和股骨之间的脂肪垫，膝关节伸展时通过延长股四头肌和股骨的杠杆臂来增加扭力。而膝关节屈曲时，则通过减少股四头肌和股骨之间的距离来减少伸展的距离

（3）髌下脂肪垫

髌下脂肪垫是位于膝关节囊内侧的滑膜外的脂肪垫，填充于髌韧带深部的缝隙内（图2-64）。其后方为连接内、外侧半月板前部的膝横韧带，上方为髌骨，下方为前交叉韧带。髌下脂肪垫在膝关节内外侧广泛分布，并分布于髌骨侧面。

它与膝关节伸展时的髌韧带向前移动和传导收缩张力、半月板的运动有关。此外，它还随着膝关节的伸展运动向近端移动，重新分布至髌骨内侧和外侧的髌骨支持带深部（图2-65）。脂肪垫在髌韧带的附着部随膝关节伸展进入髌下深滑膜囊。屈曲运动时，脂肪垫从髌骨和前交叉韧带之间填充，缓冲来自髌骨的压力。见图2-66。

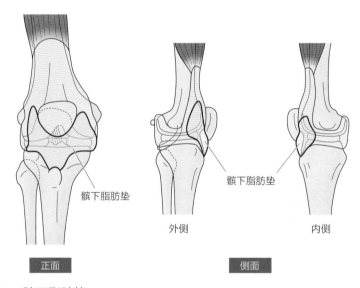

髌下脂肪垫

髌下脂肪垫

外侧　　　　　　内侧

正面　　　　　　　　　　　　　侧面

图2-64　髌下脂肪垫

髌下脂肪垫位于膝关节囊内侧的滑膜外并填充于髌韧带深部的缝隙内

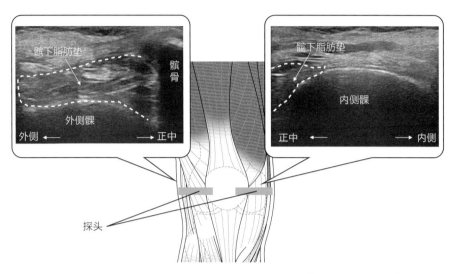

图 2-65　伴随膝关节伸展的髌下脂肪垫的前后移动（超声检查图像）

髌下脂肪垫随膝关节的伸展，向髌骨内侧和外侧的髌骨支持带深部填充

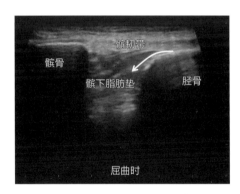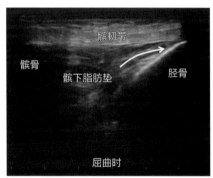

图 2-66　伴随膝关节运动的髌下脂肪垫向远处移动（超声检查图像）

髌下脂肪垫随膝关节屈曲从髌下深滑膜囊移出，随膝关节的伸展向髌下深滑膜囊内填充

[1] Von Werner Kahle, et al. 越知淳三（監訳）：解剖学アトラス. 文光堂. 1991, pp97-98, 126, 278.

[2] J. CASTAING, et al. 井原英俊・他（共訳）：図解 関節・運動器の機能解剖 下肢編. 協同医書出版社. 1990, pp66-70, 72-76, 78, 83, 88-95, 100, 110, 214-219.

[3] Rene Calillit（著）. 萩島秀男（訳）：図説 運動器の機能解剖. 医歯薬出版株式会社. 2000, pp212-218, 224.

[4] 津村 弘：特集 膝の深屈曲人工関節. 整・災害. vol. 47: 128, 2004.

[5] Michael Schunke, et al. 坂井建雄・他（監訳）：プロメテウス解剖学アトラス. 解剖学総論／運動器系. 医学書院. 2004, pp399.

[6] 山本隆博・他：膝屈曲時における脛骨内旋角度の調査 日本バイオメカニクス学会誌. Vol. 22: 2001, pp278-283.

[7] 寺山和雄・他：標準整形外科学. 第7版. 医学書院. 1999, pp473, 527-530, 535, 550.

[8] Von Werner kahle, et al（著）. 越智淳三（訳）：解剖学アトラス. 文光堂. 1991, pp103.

[9] 岡西尚人：特集 運動療法が適応となる膝関節痛の解釈と治療～その理論と技術～ 膝内側支持組織に由来する膝関節痛の解釈と治療. 整形リハ会誌. vol. 17:7-9, 2015.

[10] 中村隆一・他：基礎運動学. 医歯薬出版株式会社. 1992, pp219.

[11] 林 典雄：運動療法のための機能解剖学的触診技術 下肢・体幹. 第2版. メジカルビュー社. 2012, pp31, 38, 44, 47-53, 88-117, 115-123, 152, 181-226.

[12] R. M. H McMinn, et al（著）. 佐藤達夫（監訳）：人体解剖カラーアトラス. 南江堂. 1990, pp271-286, 304-317.

[13] 整形外科リハビリテーション研究会研修テキスト（現：整形外科リハビリテーション学会）骨・関節機能障害の見方・考え方 膝関節の評価と治療－機能解剖を基礎として－. pp192-261.

[14] Ishii Y, et al:Cli Orthp Relat Res. 1997, 343, 144-150.

[15] Donald A Neumann 監訳. 嶋田智明・他：筋骨格系のキネシオロジー. 医歯薬出版株式会社. 2008, pp456-496.

[16] Johal P, et al:Tibio-femoral movement in the living knee. A study of weight bearing and non-weight bearing knee kinematics using interventional MRI. J Biomech 38（2）:269-276, 2005.

[17] H. Iwaki, et al:Tibio-femoral movement 1:the shapes and relative movements of the femur and tibia in the unloaded cadaver knee. J Bone Joint Surg［Br］82-B:1189-98, 2000.

[18] 整形外科リハビリテーション学会（編）：脛骨高原骨折に対するギプス固定後の運動療法. 関節機能解剖学に基づく整形外科運動療法ナビゲーション 下肢. メジカルビュー社. 2014, pp56-59.

[19] 格谷義徳：特集 膝の深屈曲人工関節 深屈曲に対応する人工膝関節のインプラントデザイン－正常膝での深屈曲の解析を基に－. 整・災害. vol. 47:129-135, 2004.

[20] 整形外科リハビリテーション学会（編）：膝関節屈曲拘縮に対する運動療法. 関節機能解剖学に基づく整形外科運動療法ナビゲーション 下肢. メジカルビュー社. 2014, pp96-99.

[21] 整形外科リハビリテーション学会（編）：膝蓋骨骨折に対する保存療法としての運動療法. 関節機能解剖学に基づく整形外科運動療法ナビゲーション 下肢. メ

ジカルビュー社 . 2014, pp76-79.

[22] 整形外科リハビリテーション学会（編）：反復性膝関節脱臼に対する運動療法 . 関節機能解剖学に基づく整形外科運動療法ナビゲーション 下肢 . メジカルビュー社 . 2014, pp144-147, 160-163.

[23] 森泉茂宏：特集 膝疾患の機能解剖学的病態把握と理学療法 膝の機能解剖学的理解のポイント . 理学療法 29（2）:p131-139, 2012.

[24] I. A. KAPANDJI・萩島秀夫（監訳）・嶋田智明（訳）：カパンディ関節の生理学 II 第 5 版 . 医歯薬出版株式会社 . 1988, pp104-105.

[25] S. Nakagawa, et al:The posterior cruciate ligament during flexion of the knee. J Bone Joint Surg［Br］86-B:450-456, 2004.

[26] 林典雄：運動療法のための運動器超音波機能解剖 拘縮治療との接点 . 第 1 版 . 文光堂 . 2015, pp115-142.

[27] 猪田茂生・他：特集 膝関節拘縮に対する評価と治療－病態の見極めと対処法－ 膝蓋下脂肪体および膝蓋支帯の機能解剖と拘縮に対する評価と治療 . 整形リハ会 . vol. 14:52-55, 2011.

[28] 冨士川恭輔・他：大腿膝蓋関節のバイオメカニクス . M. B. Orthpe, 6（3）:1-11, 1993.

[29] I. A. KAPANJI（著）. 萩島秀夫（監修）：カパンディ関節の生理学 II 下肢 . 医歯薬出版株式会社 . 1992, pp100, 120-127.

[30] 林 典雄・他：内側広筋における筋線維角の特徴 . 理学療法学 26（7）:289-293, 1999.

[31] 安岡武紀：膝関節筋の肉眼解剖学的観察－膝関節筋の形態と中間広筋および膝蓋上包との関係－ . 久留米医会誌 74:14-22, 2011.

[32] Stephanie, et al:Articularis Genus:An Anatomical and MRI study in Cavavers. J Bone Joint Surg Am94:59-67, 2012.

[33] Mochizuki T, et al:Pes anserinus:layered supportive structure on the medial side of the knee. Clin Anat17（1）:50-54, 2004.

[34] ZAFFAGNINI, et al:Aascularity and Neuroreceptor the Pes Anseriune-Anatomy study-. Clinical Anatomy 16 :19-24, 2003.

[35] 整形外科リハビリテーション学会（編）：半月板インピンジメントに由来する膝関節痛に対する運動療法 . 関節機能解剖学に基づく整形外科運動療法ナビゲーション 下肢 . メジカルビュー社 . 2014, pp152-155.

[36] 整形外科リハビリテーション学会（編）：膝前十字靭帯再建術後の運動療法 . 関節機能解剖学に基づく整形外科運動療法ナビゲーション 下肢 . メジカルビュー社 . 2014, pp116-119.

[37] 宗田 大：膝痛－知る診る治す－ メジカルビュー社 . 2009, pp3-12.

[38] 整形外科リハビリテーション学会（編）：後十字靭帯付着部剥離骨折に対する運動療法の1例 . 関節機能解剖学に基づく整形外科運動療法ナビゲーション 下肢 . メジカルビュー社 . 2014, pp128-131.

[39] 冨士川恭輔・他：内側側副靭帯損傷の診断と治療 . 膝関節靭帯損傷診療マニュアル . 守矢秀俊編 . 全日本病院出版会 . 1991, 44-53.

[40] 今屋健・他：特集 膝疾患の機能解剖学的病態把握と理学療法 膝内側側副靭帯の機能解剖学的病態把握と理学療法 . 理学療法 29（2）:p152-160, 2012.

[41] 坂井 建雄・他：プロメテウス解剖学アトラス 解剖学総論／運動器系 . 第 1 版 . 第 2 刷 . 医学書院 . 2008, pp370, 390, 392, 396, 400-401.

[42] W・ミュラー：膝 形態・機能と靭帯再建術 , シュプリンガー・フェアラーク東京、1989. pp86-90.

[43] 亀井豪器・他:特集 膝半月板損傷診療マニュアル 半月板の構造と機能 MB Orthop. 26（13）:1-8, 2013.

[44] 整形外科リハビリテーション学会:半月板縫合術後の運動療法. メジカルビュー社. 2014, pp148-151.

[45] Thompson, W. O. et al:Tibial meniscal dynamics using three –dimentional reconstruction of magnetic resonance imaging. AM J Sports Med. 19:210-216, 1991.

[46] 越智隆弘・他:膝関節・大腿. 最新整形外科学大. 中山書店. 2006, pp311.

[47] Vedi, V. et al:Meniscal movement. An in - vivo study using dynamic MRI. J Bone Joint Surg Br. Jan;81（1）:37-41, 1991.

[48] 米谷泰一・他:特集 膝半月板損傷診療マニュアル 半月板の動態 MB Orthop. 26（13）:17-22, 2013.

[49] Yao, J. et al:Magnetic resonance image analysis of meniscal translation and tibiao-menisco-femoral contact in deep knee flexion. J Orthop Res. 26:673-684, 2008.

[50] 腰野富久:膝触診マニュアル. 2001, pp7, 83-98, 127-129.

[51] 林典雄:膝関節拘縮に対する運動療法の考え方〜膝関節伸展機構との関連を中心に〜. The Journal of Clinical Therapy（臨床理学療法研究会）. Vol. 8:1-11, 2005.

[52] 林典雄:膝関節伸展機構の機能解剖と膝関節拘縮治療への展開. 愛知県理学療法士会誌. Vol. 3:8-16, 2004.

[53] 豊田和典・他:特集 関節周囲の脂肪体（periarticular fat pat）と臨床 膝関節上脂肪体と大腿骨前脂肪体を中心に. 整形リハ会誌. vol. 16:19-23, 2014.

[54] 福吉正樹・他:特集 関節周囲の脂肪体（periarticular fat pat）と臨床 肩関節周囲の脂肪体および脂肪組織−超音波下脂肪動態にみる最大挙上域での制限とは?−. 整形リハ会誌. vol. 16:7-12, 2014.

[55] 山本昌樹:特集 関節周囲の脂肪体（periarticular fat pat）と臨床 肘関節周囲の脂肪体 −拘縮および疼痛と脂肪体の動態について−. 整形リハ会誌. vol. 16:13-18, 2014.

[56] 太田憲一郎・他:特集 関節周囲の脂肪体（periarticular fat pat）と臨床 足関節周囲の脂肪体. 整形リハ会. vol. 16:6-6, 2014.

[57] 林典雄:整形外科リハビリテーション学会20周年記念講演 運動器超音波に基づく運動療法技術. 整形リハ会誌. vol. 14:28-31, 2011.

[58] 清水喬嗣・他:特集 膝関節拘縮に対する評価と治療−病態の見極めと対処法−膝蓋骨上方支持組織の超音波画像よりみた膝関節拘縮に関する一考察. 整形リハ会誌. vol. 14:56-59, 2011.

[59] 松本正知:骨折の機能解剖学的運動療法−その基礎から臨床まで− 体幹・下肢. 中外医学社. 2015, pp97-100, 108, 109-110, 129-135.

[60] 整形外科リハビリテーション学会（編）:半月板部分切除後の歩行障害に対する運動療法. 関節機能解剖学に基づく整形外科運動療法ナビゲーション 下肢・体幹. メジカルビュー社. 2009, pp157.

[61] 林典雄:膝関節疾患における超音波診断装置の臨床応用. 理学療法. 40 suppl3:s37, 2013.

[62] Merican AM et al:Anatomy of the rateral retinaculim of the knee. J Bone Joint Surg Br 90:527-534, 2008.

[63] 小林昭:第13版. 整形外科カンファレンス必携. 中外製薬株式会社. 2004.

[64] Beltran J et al:The distal semimembranosus complex:normal MR anatomy, variants, biomechanics and pathology. Skeletal Radiol 2003 Aug;32（8）:435-45

第 3 章
肿胀、水肿的干预

1. 炎症、肿胀、水肿、粘连

对身体施加某种刺激所引起的各种变化统称为炎症。炎症的四大症状为红、肿、热、痛，再加上功能障碍的五大症状亦称为炎症。

发生炎症时，运用制动（rest）、冰敷（icing）、压迫（compression）、抬高（elevation）进行处置，即 RICE 处置法。

伴随炎症发生的症状中，水肿和肿胀与挛缩的相关性是非常重要的。因此，本书中使用的术语，肿胀（swelling）是指所有肿的情况，水肿（edema）是指关节外肿胀的状态，积液（effusion）是指关节内肿胀的状态。

对于水肿，通过压迫使体液向近端或远端流动，可促进血管内吸收。另外，等长收缩和辅助主动运动可以改善静脉循环，有效减轻水肿。

多数关节水肿是由从滑膜开始的吸收困难所致，即使进行压迫治疗也不能改善吸收困难，必要时应进行穿刺治疗。

因外伤和手术发生组织损伤时，损伤组织释放如组胺和 5- 羟色胺之类的致痛物质并引起组织坏死，这一过程被称为退行性改变。当致痛物质浓度增高时，可引起动脉扩张，与静脉直径不扩张结合可导致循环障碍。随着局部血流的停止，血管内外的浓度差引起致痛物质的扩散和液体渗出，产生肿胀、水肿。见图 3-1。

外伤性挛缩的形成需要 3 个因素。第一，关节内外的肿胀与疼痛导致关节活动受限，引起挛缩。第二，水肿成分之一纤维蛋白沉积于组织中，引起纤维化（fibrosis）。如果目标组织处于伸展位，纤维蛋白沉积就不会引起相关问题。但是，肌肉、韧带、关节囊等软组织在短缩位的情况下发生纤维蛋白沉积时，二次拉伸长度不足会导致挛缩（图 3-2）。第三，修复过程中发生粘连而导致挛缩。组织修复开始于肉芽组织出现而不是炎症消失，随着时间的推移，胶原纤维沉积于组织周围，最终形成坚硬的瘢痕。此修复过程中发生的组织间粘连（adhesion），会限制组织间的滑动，从而限制关节活动度。组织修复从 10 天到 2 周开始（图 3-3）。

与肿胀、水肿相关的纤维化，在外伤和手术后立即产生。因此，为了预防这种情况的发生，全面的水肿干预，以及根据各组织的功能解剖来选择固定的肢位是必要的。

在组织粘连的预防中，重要的是要考虑修复过程的时间，尽早进行关节运动，且在组织间施加没有滑动的拉伸刺激。

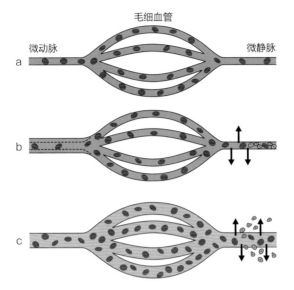

图 3-1 肿胀、水肿的发生机制

a. 正常的微静脉范围存在轴流和边缘流。

b. 在肿胀、水肿的早期，动脉扩张，血流增加，液体开始渗出，血液浓缩，白细胞边缘化，可见其附着于血管壁。

c. 肿胀、水肿达到高峰时，血流速度降低，血流停止，血管通透性增加，白细胞开始游离扩散

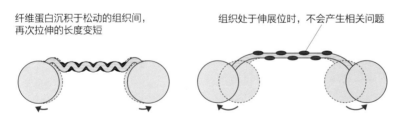

纤维蛋白沉积于松动的组织间，再次拉伸的长度变短

组织处于伸展位时，不会产生相关问题

图 3-2 外伤性挛缩的因素（1）

纤维蛋白的组织间沉积成为包括肌肉、韧带、关节囊的软组织不能拉伸的原因，组织处于松弛状态时发生纤维蛋白沉淀，可导致二次拉伸长度变短。但是，当组织处于伸展位，纤维蛋白沉积不会导致相关问题

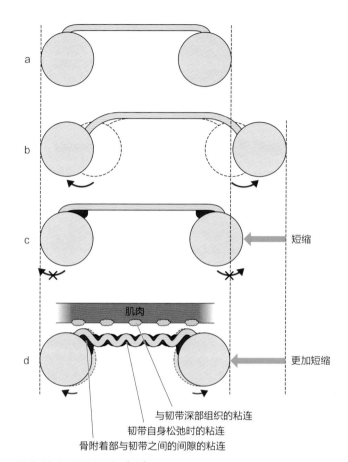

图 3-3　外伤性挛缩的因素（2）

a. 正常的在骨与骨之间附着走行的韧带。

b. 正常状态下，韧带的附着部位能够如图所示进行移动。

c. 即使韧带没有松弛，韧带也会粘连在骨与韧带之间的间隙上而限制骨骼的移动距离。

d. 韧带处于松弛状态时，反复发生韧带与周围组织的粘连、松弛韧带间的粘连、韧带与骨的粘连，进一步限制了骨的移动

2. 冰敷

冰敷，主要有 3 个效果。

第一个效果，抑制血肿和防止水肿。通过冰敷降低组织间的温度，使血管收缩，减轻血肿，降低血管壁的通透性也可减轻水肿。

第二个效果，抑制局部的炎症反应，防止产生二次组织障碍。在低温条件下，各种酶与化学物质的敏感性降低，也能抑制局部炎症。

第三个效果，缓解疼痛。在低温条件下，神经系统功能也会降低。如果进行充分的冰敷，痛觉反应变得迟钝，可减轻疼痛。

以肌肉潜在高度紧张为例，伴随运动的疼痛变强，局部耗氧量增加，冰敷使肌纤维的兴奋性降低，从而缓解肌肉紧张。

冰敷没有药物等的副作用，操作简单，但要注意预防冻伤。

冰融化过程中接近 0° 时，热量吸收效果最好。因此，制作冰袋时，可使用专用冰袋或塑料袋，并以冰融化过程的温度为参考。见图 3-4。

冰敷时，患处会经历疼痛、温暖、刺痛、无感觉 4 个阶段的变化。治疗程度是直到感觉消失。在患处进行 20~30 分钟冰敷后，中止 10 分钟，再进行冰敷，这样效果较好。

冰敷的同时进行运动，称为低温运动；冰敷的同时进行拉伸运动，称为低温拉伸。根据情况，也可采用冰敷与运动治疗并用的方法进行治疗。

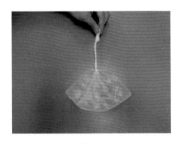 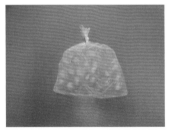 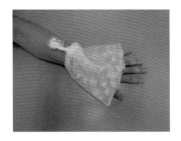

图 3-4　冰敷治疗

冰敷的目的是通过冷疗作用来缓解疼痛。冰敷没有药物等的副作用，而且冰容易获取。由于冰敷也有冻伤的危险，所以每日要确认冰敷的次数和强度，以确保安全。冰敷时以冰融化过程中的温度（冰与水 1∶1 混合）为参考来制作冰袋，对患部进行 20~30 分钟的治疗。在治疗过程中患处的感觉依次经历疼痛、温暖、刺痛、无感觉这 4 个阶段的变化。治疗程度是直到感觉消失。无感觉后进行运动，疼痛会减轻。运动过程中再次出现疼痛时，再进行 5~10 分钟的冰敷，也可以在冰敷的同时进行运动。要严密观察，防止冻伤的发生

3. 皮肤、皮下组织的治疗

从皮肤的感染防御功能来看，在皮肤发生损伤时要尽早修复。皮肤本身是几乎无法延伸的组织。膝关节整体具有在屈曲时收缩、伸展时放松的运动特性，几乎都是皮下滑动。膝关节由伸展位到屈曲90°位时，可见大腿前方皮肤向远端移动（图3-5），这是在皮肤和皮下组织之间产生的滑动所致。今西的一项关于皮下脂肪筋膜结构的研究显示，皮下组织以浅层筋膜为界分为皮肤侧的保护性脂肪筋膜系统（protective adipofacial system，PAFS）和肌肉侧的润滑性脂肪筋膜系统（lubricant adipofacial syetem，LAFS）。伴随运动产生皮肤滑动的是LAFS（图3-6），这是考虑皮肤性挛缩的关键点。

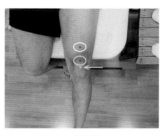 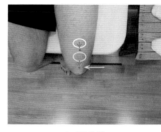 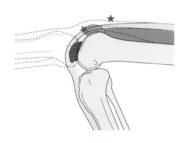

a. 伸展位　　　　　　　　b. 屈曲位　　　　　　　　c. 模式图

图3-5　大腿前方的皮肤移动（图由浅野昭裕提供）

a. 在伸展位标记大腿前面任意的位置（白圈内红点）和髌骨上缘的位置（黄圈内红点）。

b. 所有皮肤向远端稍微移动，使得髌骨上缘进一步向远端移动。

c. 模式图中显示了皮肤和髌骨在矢状面上从伸展位到屈曲位的运动，五角星表示两个运动中皮肤上的同一位置

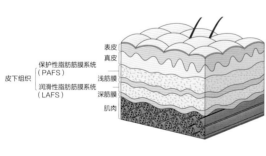

皮下组织的示意图　　　　　　　　　　　皮下组织（超声检查图像）

图3-6　皮下组织的构造和滑动点（1）

皮下组织分为保护性脂肪筋膜系统和润滑性脂肪筋膜系统。在润滑性脂肪筋膜系统中，伴随着关节运动，皮肤会进行滑动

通常情况下，皮肤和皮下组织间的皮肤韧带保持适度的松弛，在此范围内皮肤能够滑动。但是，水肿引起的皮肤韧带的紧张度越高，皮肤的活动性越低。另外，皮肤本身就存在紧张性，即使皮肤韧带松弛，由于皮肤本身缺乏柔韧性，滑动距离也会缩短。这个现象是由急性期产生的皮下肿胀所致。而且，松弛的皮肤韧带发生粘连，以及在这个过程中皮下组织发生粘连，就会导致滑动障碍。见图 3-7。因此，为了维持皮下的滑动性，预防瘢痕形成和瘢痕形成后的治疗就显得十分重要。

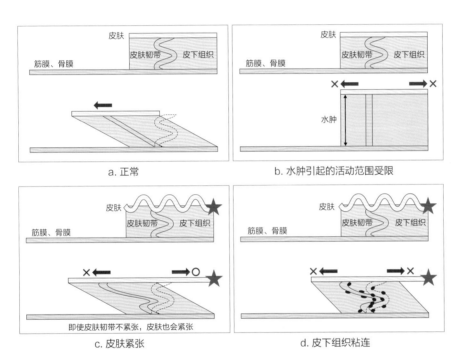

图 3-7　皮下组织的构造和滑动点（2）（图由浅野昭裕提供）

a. 展示的是正常皮下组织，皮肤和皮下组织间的皮肤韧带均保持适度的松弛，在此范围内皮肤能够滑动。

b. 水肿引起皮肤韧带的紧张度增高，从而限制了皮肤的活动性。

c. 皮肤本身就存在紧张性，即使皮肤韧带松弛，由于皮肤本身缺乏柔韧性，滑动距离也会缩短。

d. 松弛的皮肤韧带发生粘连，以及在这个过程中皮下组织发生粘连，就会导致滑动障碍

　　缝合后 2 天，伤口表面上皮化，出现游离的神经末梢，因此任何刺激都会使人感觉到疼痛。在瘢痕形成前，治疗手法应避免增加创伤部皮肤的紧张度，同时治疗师要给予多次压迫治疗和针对皮肤活动性的治疗，以防止水肿及其引起的皮肤和皮下的膨隆以及活动受限。具体的方法包括水肿治疗、创伤处的轻微压迫、拉伸皮肤的同时进行皮下滑动、大范围按压和固定皮肤，以及通过肌肉的收缩和拉伸带动皮下组织滑动等。见图 3-8。对瘢痕形成前的创面进行 1 天 10 次左右的治疗为宜；在瘢痕形成过程中，要施加更加积极的滑动性治疗和拉伸性治疗。

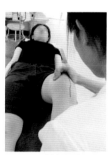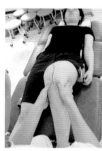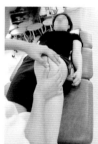

a. 牵拉皮肤　　　　　　b. 挤压皮肤　　　　　　c. 皮肤和皮下组织的滑动

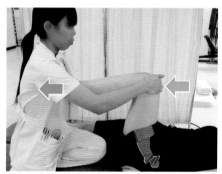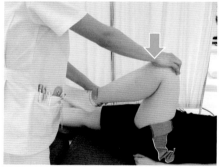

d. 固定表面皮肤并使股四头肌收缩　　　　　　e. 固定表面皮肤并使膝关节屈曲

图 3-8　皮肤、皮下组织的治疗

a. 将皮肤向创面中央拉伸。
b. 将皮肤向创面中央挤压。
c. 使用 a、b 图中的手法，同时进行皮肤及皮下组织的滑动练习。
d. 固定表面皮肤并将下肢向治疗师一侧伸展，使得股四头肌收缩，皮下组织滑动。
e. 固定表面皮肤并施加被动关节运动使皮下组织滑动

4. 肿胀、水肿的干预措施

肿胀、水肿治疗的目的是预防挛缩、促进静脉循环、减轻疼痛、减轻活动受限、稳定受伤部位、稳定关节、解除保护性收缩等多余的肌肉活动抑制、稳定患者情绪等。以下讲述的是肿胀、水肿干预的具体方法。

（1）使用物品

①弹性绷带
用于患处压迫治疗，根据压迫部位选择不同大小的绷带。

②纱布
在绷带的深处施加整体压力时使用。将纱布裁成两半后，拧 2~3 次成细长状，多束一起使用。见图 3-9。

③各种局部压迫用垫
用于髌骨和股骨内上髁、股骨外上髁等骨隆突部位周围的压迫。在纱布下放置具有适当弹性的环状或棒状弹力垫。制作时，将弹力垫卷到适当的厚度；或者，先将弹力垫制成适当的厚度，然后装在压网中制成环状或者棒状使用。根据压迫部位的大小来选择不同的压迫用弹力垫（图 3-10）。此外，在对关节间隙和髌上囊、髌腱等部位施加精细压迫时，可使用适合于压迫部位的软垫（insole）（图 3-11）。

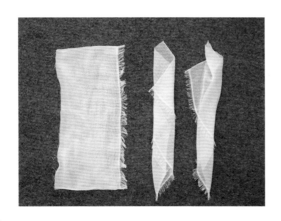

图 3-9　纱布

将纱布裁成两半，拧 2~3 次，多束一起使用

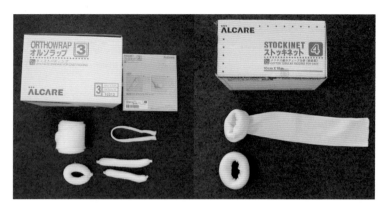

图 3-10　环状、棒状的压迫用垫

　　压网中装有弹力垫,并制作了各种环状和棒状的局部压迫用垫。另外,可以将弹力垫卷成适当的厚度。局部压迫用垫可用于对髌骨和股骨内上髁、股骨外上髁等骨隆突部位周围进行压迫。

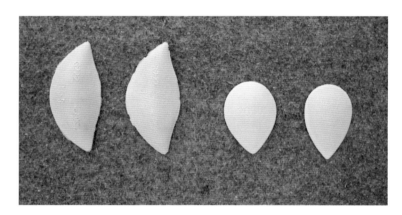

图 3-11　软垫

　　对关节裂隙、髌上囊和髌支持带等施加精细压迫时,可以使用适合压迫部位的软垫

（2）肿胀、水肿干预的实际操作

进行肿胀、水肿干预时，于髌上囊部位放置跖骨垫，在内、外侧关节间隙及髌韧带的两侧放置纵弓垫。在髌骨放置环状的压迫用弹力垫。在胫骨粗隆的近端部位即髌骨周围至髌骨前面、大腿近端 1/3 的范围缠上纱布，腘窝也缠上纱布。使用弹性绷带对足部到大腿近端部位施加压力，压迫的强度应使弹性绷带处于略微拉伸且能保持住的状态（图 3-12）。在对患处进行肿胀、水肿干预后，患处皮肤的褶皱和肿胀得到减轻，疼痛也得到了有效的减轻，活动度也得到了改善（图 3-13）。

（3）肿胀、水肿干预的变化

治疗师在进行运动治疗前 1~2 小时就要准备肿胀、水肿的干预，此时要特别警惕血运障碍和感觉障碍。在进行肿胀、水肿干预时，可同时进行患者可以接受的可行的运动，这个可行的运动可以是多样的。另外，根据肿胀、水肿的程度，对压迫程度进行调整后，可 24 小时持续施压。但是，我们更希望治疗师根据损伤程度、创面的范围，在取得医生同意的同时，综合考虑肿胀、水肿干预的效果和患者的不适等情况，对具体情况进行相应的处理。

（4）肿胀、水肿干预中的运动治疗

进行肿胀、水肿干预的同时进行运动治疗的情况也很多。在进行弹性绷带压迫治疗的同时，通过辅助主动运动或等长收缩运动进行髋关节内收 / 外展、下肢直腿抬高运动（straight leg raising，SLR）以及膝关节屈曲 / 伸展运动。进行悬吊和使用弹力带时，应从简单、低负荷开始，逐渐增加负荷量、次数、时间及难度。见图 3-14。

（5）结束标准

在确认患处的肿胀、水肿消失，组织不断修复，且肿胀、水肿无反弹后，可停止肿胀、水肿的干预。当然，需要根据病例的实际情况判断。

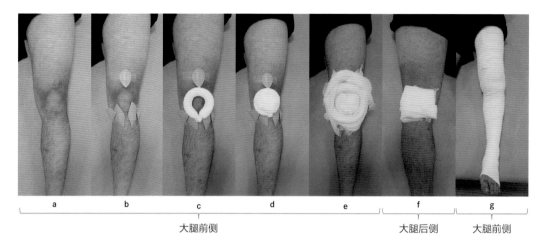

| a | b | c | d | e | f | g |

　　　　大腿前侧　　　　　　　　　　大腿后侧　　大腿前侧

图 3-12　肿胀、水肿干预的实际操作

a~e. 于髌上囊部位放置横弓垫，在内侧和外侧关节间隙以及髌韧带的两侧放置纵弓垫。在髌骨放置
　　环状的压迫用弹力垫。环状压迫用弹力垫的中央塞满纱布。在胫骨粗隆的近端部位即髌骨周围
　　至髌骨前面、大腿近端 1/3 的范围缠上纱布。
f. 腘窝也缠上纱布。
g. 用弹性绷带对足部到大腿近端部位施加压力，压迫的强度应使弹性绷带略微拉伸且保持住

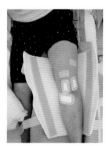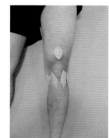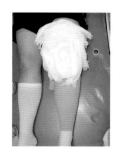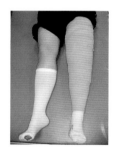

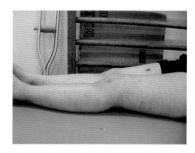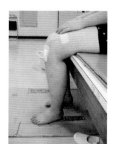

图 3-13　肿胀、水肿干预后

　　　　进行肿胀、水肿干预后，皮肤的褶皱和肿胀得到减轻，疼痛减轻，活动度也得到
改善

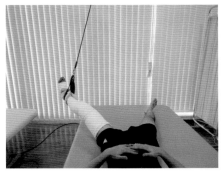
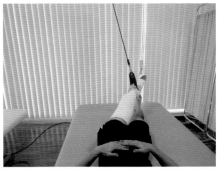

a. 借助悬吊进行髋关节内收 / 外展运动

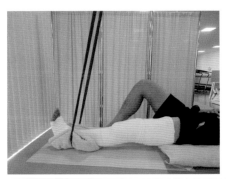
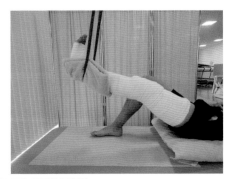

b. 借助弹力带进行 SLR 和伸展抗阻运动

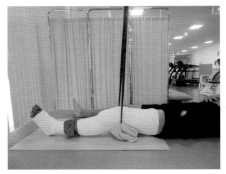
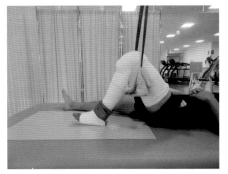

c. 利用弹力带进行膝关节屈曲 / 伸展运动

图 3-14 肿胀、水肿干预中的主动训练

在进行肿胀、水肿干预时，边压迫边运动，借助悬吊和弹力带，从简单、低负荷，逐渐增加负荷量、次数、时间及难度。

[1] 遠城寺宗知（編）・他：わかりやすい病理学．南江堂．1991, pp40-54.

[2] （現：整形外科リハビリテーション学会）：骨・関節機能障害の見方・考え方．p2-15.

[3] 柴田義守：足関節捻挫のスポーツ現場での診断法．実践スポーツクリニック スポーツ外傷・障害とリハビリテーション．福林 徹（編）・他：文光堂．1999, pp122-127.

[4] 鹿倉二郎：再発防止、救急処置のためのテーピング法．実践．スポーツクリニック スポーツ外傷・障害とリハビリテーション．福林 徹（編）・他：文光堂．1999, pp128-130.

[5] 井原秀俊：関節水症は大腿四頭筋を抑制する．老いを内包する膝 早期診断と早期治療．全日本病院出版会．2010, pp18-25.

[6] Stoks M, Young A:The contribution of reflex inhibition to arthrogenous muscle weakness. clin Sci 67:7-14, 1984.

[7] 松田圭二・他：特集 関節水症の病態と治療 関節水症に対する理学療法．関節外科．vol. 20（4）:464-469, 2001.

[8] Fahrer H, et al:knee effusion and reflex inhibition of the quadriceps;a bar to effective training. J Bone Joint Surg 70-B: 635-638, 1988.

[9] 後藤眞：特集 関節水症の病態と治療 関節水症の薬物療法．関節外科, vol. 20（4）:475-479, 2001.

[10] 松本正知：骨折の機能解剖学的運動療法－その基礎から臨床まで－ 総論・上肢．2015, pp24-28.

[11] 林典雄：膝関節伸展機構の機能解剖と膝関節拘縮治療への展開．愛知県理学療法士会誌．Vol. 3:8-16, 2004.

[12] 林典雄：膝関節拘縮に対する運動療法の考え方～膝関節伸展機構との関連を中心に～. The Journal of Clinical Therapy（臨床理学療法研究会）. Vol. 8:1-11, 2005.

[13] 林典雄：運動療法のための運動器超音波機能解剖 拘縮治療との接点．第1版．文光堂．2015, pp2-6.

[14] 福井尚志:topics アイシングはなぜ有用か．実践スポーツクリニック スポーツ外傷・障害とリハビリテーション．福林 徹（編）・他：文光堂．1999, pp35.

[15] （編）岐阜アスレティックリハビリテーション研究会．代表 松岡敏男・他：知っておきたい スポーツ医科学 第6章スポーツによるケガと病気．発行 岐阜新聞社．2002, pp66-67.

[16] 村木良博：バスケットボールでの復帰までのメニューの組み立て実践スポーツクリニック スポーツ外傷・障害とリハビリテーション．福林 徹（編）・他：文光堂．1999, pp144-150.

[17] 藤井均：ラグビーでの復帰までのメニューの組み立て．実践スポーツクリニック スポーツ外傷・障害とリハビリテーション．福林 徹（編）・他：文光堂．1999, pp183-187.

[18] 整形外科リハビリテーション学会（編）：人工膝関節置換術に対する皮膚操作を中心とした可動域訓練．関節機能解剖学に基づく整形外科運動療法ナビゲーション 下肢．メジカルビュー社．2014, pp136-139.

[19] Hideo Nakajima, et al:ANATOMICAL STUDY OF SUBCUTANEOUS ADIPOFASCIAL TISSUE:A CONCEPT OF THE PROTECTIVE ADIPOFASCIAL SYSTEM（PAFS）AND LUBRICANT ADIPOFASCIAL SISTEM（LAFS）. Scand J Plast Reconstr Surg Hand Surg 38:261-266, 2004.

[20] 今西宣晶：機能的観点からみた脂肪筋膜組織の解剖学的研究．慶応医学71（1）:T15-T33, 1994.

第4章
膝关节屈曲受限的
评估和治疗

1. 膝关节屈曲受限的主要原因

为了顺利改善膝关节屈曲受限，有必要确认运动中产生的疼痛和其他症状是由与伸展结构相关的组织引起的，还是由其他组织引起的，并进行相应的处理。笔者把膝关节屈曲受限的主要原因分成 3 类，可以根据这些原因进行运动治疗。

- 起因于构成伸展结构的组织的粘连和挛缩。
- 起因于包括半月板在内的后部组织的功能障碍。
- 起因于关节内压及伴有肌肉内压升高的疼痛。

临床中常见的屈曲受限病例，从屈曲不能到达 90° 的重症病例到下蹲和跪坐等深屈曲受限的病例，病例的屈曲受限的程度各不相同。不论受限的程度如何，准确评估膝关节屈曲受限的原因，并将其与治疗相联系，这在临床诊疗中才是最重要的。

2. 膝关节屈曲受限的注意事项

膝关节的屈曲运动是日本特有的日常生活中必要的膝关节运动，如步行、上下台阶、坐、蹲踞、下蹲、跪坐等。另外，膝关节屈曲受限还会引起同侧的髋关节、踝关节及对侧的代偿动作。因此，不同程度的膝关节屈曲受限合并脊椎疾病和软组织附着部位障碍等慢性疼痛的病例也很常见。

另外，关于日常生活中的各种动作所需要的膝关节活动度，参见第 2 章的相关内容。

3. 皮肤、皮下组织的评估和治疗

（1）皮肤、皮下组织引起的挛缩的特征

浅野的研究详细描述了关于膝关节屈曲运动中皮肤延展性的特征（图4-1、4-2）。浅野的研究表明膝关节屈曲时，大腿前部、髌上囊部、髌骨部、髌韧带部各点之间的距离可作为皮肤评估和治疗时的参考。

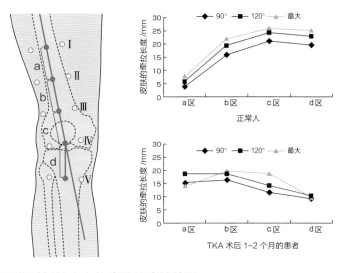

图 4-1　膝关节屈曲时长轴方向的皮肤的牵拉情况

　　以髌骨尖到胫骨粗隆的距离为基准,沿大腿长轴从髌骨尖向近端画 3 个等距离的标记。各部分从近端到远端依次为大腿前部(a)、髌上囊部(b)、髌骨部(c)、髌韧带部(d)。从各个标记向内、外侧方向以设定的基准距离做标记,设为 I ～ V 区。

　　膝关节屈曲时,皮肤向长轴方向的牵拉,b、c、d 区的皮肤的牵拉程度较大。TKA术后 c、d 区的皮肤的牵拉程度较小,由 a、b 区的近端代偿

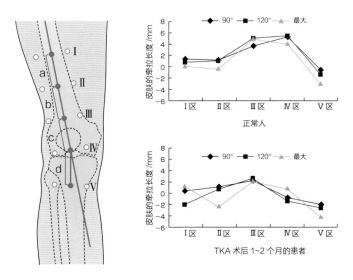

图 4-2　膝关节屈曲时内、外侧方向的皮肤的牵拉情况

　　膝关节屈曲时内、外侧方向的皮肤的牵拉情况,髌骨部分(Ⅲ、Ⅳ区)皮肤的牵拉程度较大,其他部分基本不变。有报道显示,TKA 术后皮肤整体横向的牵拉程度变小,膝关节最大屈曲时Ⅱ区和Ⅴ区(髌骨两端)皮肤的牵拉程度反而变小

关于膝关节屈曲时长轴方向的皮肤的牵拉情况详见图4-1。正常人在髌上囊部、髌骨部、髌韧带部皮肤的牵拉程度较大。而对于人工膝关节置换术（TKA）术后的病例，髌骨部至髌韧带部皮肤的牵拉程度降低，由髌上囊部、近端大腿前部代偿。

关于膝关节屈曲时内、外侧方向的皮肤的牵拉情况详见图4-2。正常人在髌上囊部至髌骨部皮肤的牵拉程度较大，其他部位基本没有变化。然而，对于TKA术后的病例，皮肤整体的牵拉程度降低，最大屈曲位时髌骨近端和远端的皮肤的牵拉程度降低。

（2）皮肤和皮下组织的评估

关于皮肤和皮下组织的移动性的评估，以TKA术后病例为例进行讲解。

① 创面皮肤移动性的评估

对于TKA术后病例的创面，首先评估创面周围是否能向长轴方向（纵向）捏起（图4-3）。

然后从两端捏创伤处，保持这个状态并向上方、下方、内侧、外侧移动，就皮肤移动性进行评估（图4-4）。评估的指标为与健侧膝部的皮肤比较。

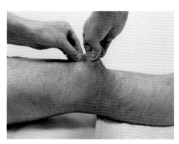

a. 捏长轴（纵向）

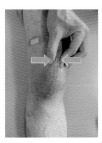 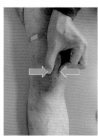 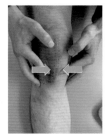

b. 创面近端　　　　　　c. 创面中间位　　　　　　d. 创面远端

图4-3　创面的评估

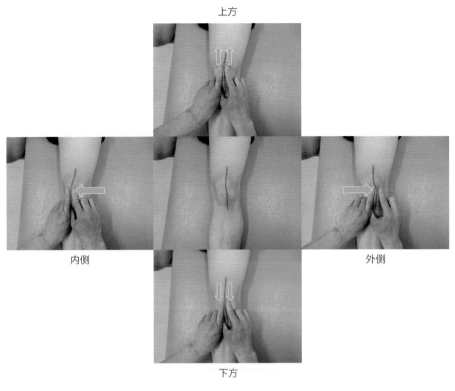

上方

内侧

外侧

下方

图 4-4 创面皮肤移动性评估

评估创面皮肤移动性时，与健侧相比，创面皮肤的移动性变小

② 皮肤移动性与关节活动度的相关性的评估

皮肤的移动性障碍作为屈曲活动受限的主要原因，评估皮肤的延展性和粘连是否相关。具体的评估详见图 4-5。具体的方法是，被动向远端移动创面周围的皮肤，确认皮肤能否相对于皮下组织进行移动。如果皮肤能被动移动，同时在活动度扩大和牵拉痛已改善的情况下，由于皮肤本身移动性降低引起的可能性较大。另外，当皮肤的移动操作无法确定皮肤的移动性的情况时，应考虑可能存在严重的皮肤粘连。在活动度不变的情况下，如果皮肤可以移动，应考虑可能存在皮肤以外的限制因素。

另外，皮肤粘连的其他评估详见图4-6。具体的方法是，在手掌压迫固定创伤处周围皮肤的状态下进行膝关节主动伸展运动，固定皮肤，评估股四头肌收缩时是否有移动，以及肌肉的滑动和关节的移动是否一致。压迫固定皮肤使肌肉收缩，如果存在创面皮肤向肌肉收缩方向牵拉的情况，或者存在主动屈曲和被动屈曲时伴有创伤处皮肤向深部方向牵拉并呈凹陷变化的情况，这表明皮肤的延展性降低和粘连有关（图4-7）。

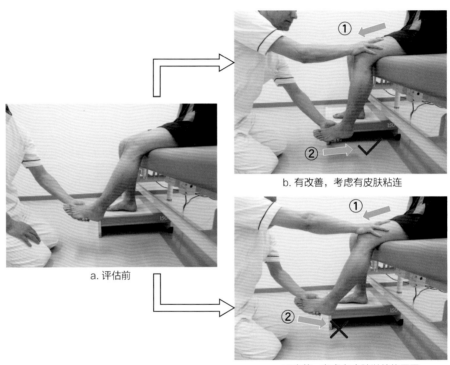

a. 评估前

b. 有改善，考虑有皮肤粘连

c. 无改善，考虑有皮肤以外的原因

图4-5　皮肤移动性和关节活动度的相关性的评估（1）

　　被动向远端移动创面周围的皮肤，确认是否存在皮肤与皮下组织间的相对移动。皮肤能移动且活动度已改善，此时应考虑是皮肤移动性降低；皮肤不能移动且活动度无改变，此时应考虑存在严重的粘连；皮肤可移动但活动度无改变，此时应考虑存在皮肤以外的限制因素

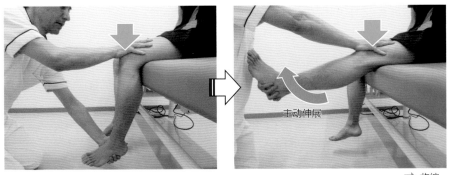

主动伸展

➡ 收缩
➡ 操作

图 4-6 皮肤移动性与关节活动度的相关性的评估（2）

　　在治疗师用手掌压迫固定创面周围皮肤的状态下进行膝关节主动伸展运动，固定皮肤，评估股四头肌收缩时是否有移动。另外，评估肌肉的滑动与关节的移动是否一致

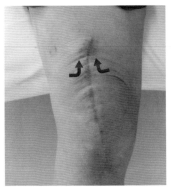

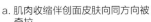

a. 肌肉收缩伴创面皮肤向同方向被牵拉

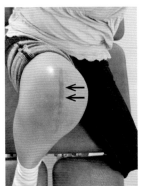

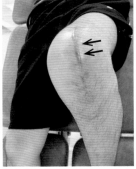

b. 屈曲时创面皮肤向深部方向被牵拉，能确认凹陷变化

图 4-7 皮肤和皮下组织粘连的病例

　　肌肉收缩伴创面皮肤向同方向被牵拉；屈曲时创面皮肤向深部方向被牵拉，能确认皮肤的凹陷变化。这两种现象都可考虑存在皮肤和皮下组织粘连

（3）皮肤和皮下组织的治疗

① 肿胀、水肿的干预

如果皮肤和皮下组织长期存在肿胀和水肿，会引起纤维化和皮肤的延展性降低，同时皮下组织肿胀还可引起关节活动度降低。因此，通过以压迫治疗为主的肿胀、水肿的干预，可以预防关节活动度降低（见第3章图3-13）。

② 皮下组织的滑动操作

对于外伤创口和手术创口的皮肤，以及皮下组织的治疗，要避免创口裂开，应捏起创口，拉紧，在其稳定的基础上进行操作（图4-8）。这种状态下可引出皮下组织滑动，考虑到皮肤创伤愈合的过程，10天到2周的保护性治疗非常重要。

对创口的治疗，将创口全长分成创口上方、创口中央、创口下方（图4-8），按顺序捏起创口，拉紧，使其向上面、下面、内侧、外侧滑动（图4-4）。

维持和改善皮下组织和筋膜间的滑动。在关节运动时，治疗师用手掌面按压皮肤并使其移动，以促进股四头肌的收缩，促进皮下组织和筋膜的滑动。此手法伴有肌肉收缩，肌肉向近端移动，皮肤则相对向远端移动。另外，在手掌面按压皮肤的前提下进行膝关节被动屈曲，可改善肌肉在皮下向远端的滑动性。见图4-9。

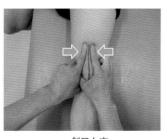 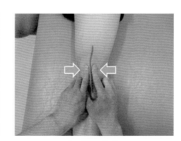 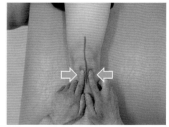

a. 创口上方　　　　　　　　　b. 创口中央　　　　　　　　　c. 创口下方

图4-8　创口部全长的分区

对于创口部全长，分成创口上方、创口中央和创口下方

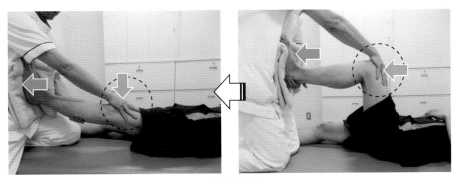

a. 屈曲到伸展

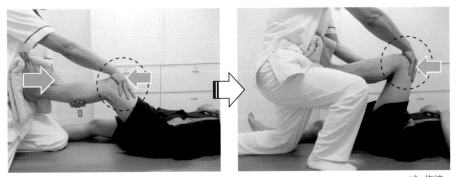

b. 伸展到屈曲

➡ 收缩
➡ 操作

图 4-9　皮肤、皮下组织的徒手滑动操作

a. 治疗师的手掌面按压使皮肤移动，以此促进股四头肌的收缩，改善皮下组织和筋膜间的滑动性。

b. 治疗师以手掌作为阻止皮肤的移动面，从躯干正面压足底，使髋关节和膝关节被动屈曲。以此促进股四头肌的伸展，改善肌肉与皮下组织之间的滑动性

第**4**章　膝关节屈曲受限的评估和治疗

4. 肌肉的评估和治疗

（1）保护性收缩

保护性收缩是为了保护身体而产生的持续的肌肉收缩，固定关节以避免疼痛。因此，如果能完美地解除保护性收缩，则关节活动度可以顺利增大；但如果不能解除，则会使关节活动度长期受限，加重与周围组织的粘连导致挛缩。

① 保护性收缩产生部位

保护性收缩产生的部位有多种，可涉及全身肌肉，累及下肢肌肉，或局限在单关节的肌肉中等。在膝关节中，双关节肌（如股直肌和阔筋膜张肌）常发生肌紧张亢进，除此之外，股内肌、股外肌、股中间肌等单关节肌也会发生肌紧张亢进。在术后2周以内的急性期修复过程中的粘连是轻微的，此时如果出现屈曲活动受限，活动受限的原因之一应考虑是肌肉的保护性收缩。

② 保护性收缩的评估

保护性收缩的评估包括确认有无静息疼痛和运动疼痛、髌骨能否被动向远端移动（图4-10a），在左右膝关节保持相同屈曲角度的状态下评定伸肌紧张度的差别（图4-10b），以及评估肌腹和肌间压痛的差别（图4-10c）[1]。此外，还要把握主动屈曲运动时伸肌的松弛程度，综合判断保护性收缩的程度（图4-10d）。

③ 保护性收缩的治疗

保护性收缩的治疗，其基本原则是柔和操作，尽可能不引起疼痛。保护性收缩的原因是由运动产生的各种疼痛，在急性期，应根据患者的情况选择在血液中镇痛药浓度最高的时间进行治疗。

保护性收缩的具体的治疗方法。若为运动伴有的疼痛，首先帮助患者消除对疼痛的恐惧，转移患者对患处的注意力也很重要。据此，本书选择介绍以下几个容易抑制保护性收缩的方法。另外，这时应该采用的运动治疗，如相反抑制、Ib抑制等通过突触抑制机制作用的方法效果会更好。下面介绍几个例子。

---

[1] 肌肉的挛缩包括短缩和痉挛，短缩没有压痛，痉挛伴有压痛。保护性收缩是肌肉处于痉挛的状态，伴有压痛。——编者注

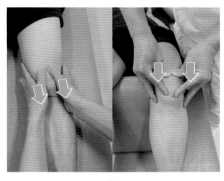
a

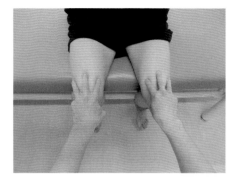
b

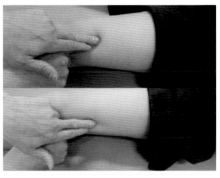
c

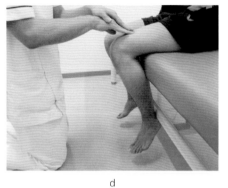
d

图4-10 保护性收缩的评估

a. 保护性收缩的评估,确认髌骨能否被动向远端移动。

b. 在保持左右膝关节相同屈曲角度的状态下评估双侧伸肌紧张度的不同。

c. 评估肌腹和肌间压痛的不同。

d. 把握主动屈曲运动时伸肌的松弛程度,综合判断保护性收缩的程度

起自髋关节运动

彻底治疗肿胀、水肿，并进行以避免由于肿胀引起的各种疼痛（皮肤痛、关节痛、肌肉疼）为目的的前期处理（图 3-12）。

因术后早期直接接触膝关节会使患者感觉不适而引起保护性收缩增加。在这种情况下，可采用在固定膝关节伸展位的状态下进行髋关节内收、外展、屈曲、伸展运动，使患者意识到活动下肢没有问题。另外，臀大肌、阔筋膜张肌、髂胫束的纤维连接和髂胫束、股外侧肌的纤维连接，以及大收肌和股内侧肌的纤维连接等是利用髋关节运动使肌肉松弛，这是其重要的解剖学特征。见图 4-11。

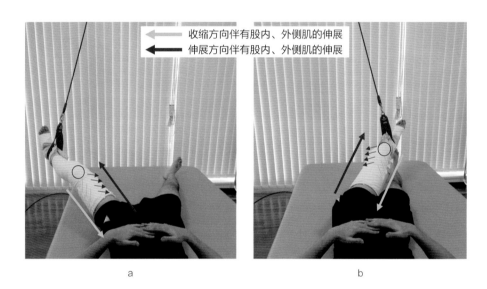

收缩方向伴有股内、外侧肌的伸展
伸展方向伴有股内、外侧肌的伸展

a   b

图 4-11 髋关节运动是利用双关节肌和单关节肌的纤维连接的运动治疗方法

a. 髋关节外展。阔筋膜张肌收缩可通过髂胫束使股外侧肌伸展，大收肌伸展可使股内侧肌伸展。

b. 髋关节内收。大收肌收缩可使股内侧肌伸展，阔筋膜张肌伸展可通过髂胫束使股外侧肌伸展

在股四头肌冠状面上的手法治疗

以股骨为中心在冠状面上移动整个股四头肌。这个方法可以改善股内侧肌和股中间肌与股骨之间的滑动性，以及股外侧肌与股中间肌之间的滑动性。但因为不能通过膝关节屈曲来缓解股四头肌的肌紧张，所以无法消除患者因疼痛而产生的焦虑。见图4-12。

利用髋关节屈曲扩大膝关节屈曲活动度

治疗师使患者在保持小腿水平的状态下有意识地做髋关节屈曲运动，同时获得膝关节屈曲活动度。利用髋关节屈曲运动，能分散患者对膝关节的注意力，减轻自觉疼痛。这时，使健侧的髋关节屈曲，可获得连带骨盆后倾的髋关节活动度，也可以使膝关节活动度增加。见图4-13。

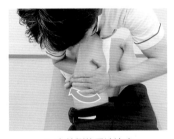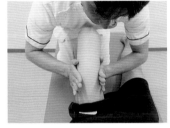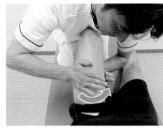

a. 向外侧的手法治疗　　　　　　b. 开始肢位　　　　　　c. 向内侧的手法治疗

图4-12　股四头肌冠状面上的运动

髋关节屈曲活动度受限前的角度，在冠状面上徒手以股骨为中心移动股四头肌，如果压迫较小则只有皮肤运动，肌肉无法获得放松

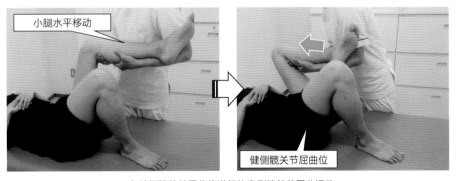

小腿水平移动

健侧髋关节屈曲位

在健侧髋关节屈曲位进行的患侧膝关节屈曲运动

图4-13　利用髋关节屈曲进行的膝关节屈曲运动

治疗师帮助患者在保持小腿水平的状态下有意识地做髋关节屈曲运动，同时获得膝关节屈曲活动度。这时，如左图所示，先进行健侧的髋关节屈曲运动，可获得连带骨盆后倾的髋关节屈曲活动度，以此增加膝关节的屈曲活动度

利用 Ib 抑制的徒手操作

从大腿后面握持股内侧肌、股外侧肌、股中间肌的起始部。治疗师从患者大腿后部插入手指，对附着在股骨粗隆内侧唇、股骨粗隆外侧唇的肌纤维施加直接牵拉，以减轻肌肉的紧张。见图 4-14、4-15。

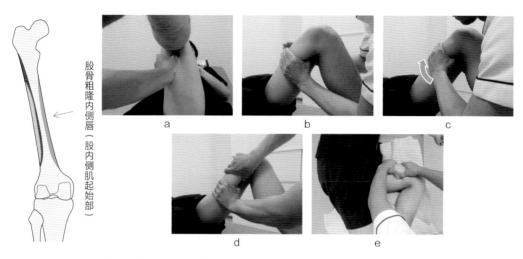

图 4-14　对股内侧肌大腿后部起始部的 Ib 抑制

对股内侧肌大腿后部起始部的 Ib 抑制，治疗师握持内侧腘绳肌，将拇指按入肌肉并尽量触及骨。对握持的股内侧肌的肌腹在冠状面上施加向前方旋转的牵拉，使肌紧张减轻（a、b、c），治疗师在操作的同时可适当地变化拇指的位置。根据情况，治疗师可以在双手边握持股内侧肌的同时进行操作（d），也可在侧卧位下操作（e）

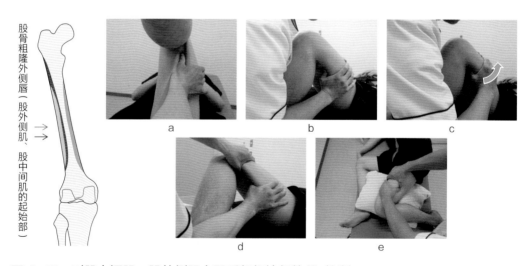

图 4-15　对股中间肌、股外侧肌大腿后部起始部的 Ib 抑制

对股中间肌、股外侧肌大腿后部起始部的 Ib 抑制，治疗师握持外侧腘绳肌，将拇指按入肌肉至触及骨。对握持的股外侧肌、股中间肌的肌腹在冠状面上施加向前方旋转的牵拉，使肌紧张减轻（a、b、c）。治疗师在操作的同时可适当地变化拇指的位置。根据情况，治疗师可以在双手边握持股中间肌、股外侧肌的同时进行操作（d），也可以在侧卧位下操作（e）

膝关节周围的疼痛减少，就可以获得一定的屈曲角度。如果在此角度进行股四头肌的等长收缩，则肌肉的放松（或保持放松）效果更佳。见图4-16。

利用相反抑制的徒手操作

膝关节周围的疼痛减少，就可以获得一定的屈曲角度，在无痛的活动范围内反复进行膝关节屈曲运动的等张收缩，则可以利用相反抑制来降低肌肉的张力。见图4-17。

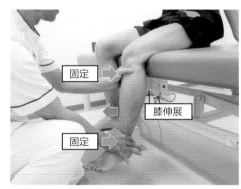

图4-16　通过 Ib 抑制股四头肌的等长收缩来抑制肌张力

在屈曲受限的角度内固定小腿的近端和远端后，进行股四头肌的等长收缩。然后，在肌肉放松时扩大屈曲范围

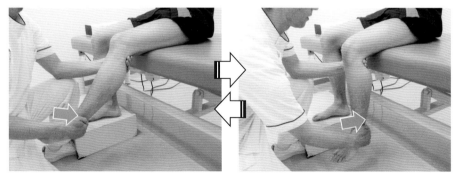

膝关节屈曲的等张收缩

图4-17　利用相反抑制来抑制股四头肌的肌张力

治疗师的手放在小腿的近端和远端的后面，在无痛的活动范围内反复进行等张屈曲运动

（2）伸直受限

膝关节的伸直受限（extension lag）指的是，膝关节的主动伸展活动度不能到达被动伸展活动度的现象，一部分文献里也称之为"最后的10°"或"无法顺利伸展的角度"。当发生伸直受限时，会出现步态变差（如屈曲位步行、伸展位步行）、膝关节不稳定性增大、易疲劳、活动性降低、上下台阶动作困难、骨性关节炎加重等情况。

① 伸直受限的原因

存在伸直受限的患者的主诉多为股四头肌的"不能收缩""我不能获得收缩的方法""髌骨不能上升或不能动""膝不能伸"等。这种现象，意味着肌肉收缩到最大短缩位的功能［也就是近端收缩距离（proximal amplitude）］不足。导致这个功能障碍的因素有原发因素和继发因素。

伸直受限的原发因素有反射抑制（reflex inhibition）、肿胀和水肿、伸展结构损伤、疼痛等。伸直受限的继发原因有肌力低下（废用综合征）、粘连、瘢痕。要改善肌肉长期收缩不足等原发因素与肌力低下（废用综合征）及粘连等继发因素相结合引起的伸直受限是很困难的。见图4-18。

② 伸直受限的评估

原因为肌力低下（废用综合征）

尽管膝关节的伸展活动度和髌骨的活动性正常，但由于肌力低下使髌骨向近端方向的牵拉过程中断而导致伸直受限。这时，首先要确认髌骨能被动向近端充分移动，并在此基础上使股四头肌收缩，然后观察髌骨向近端移动的距离（图4-19）。

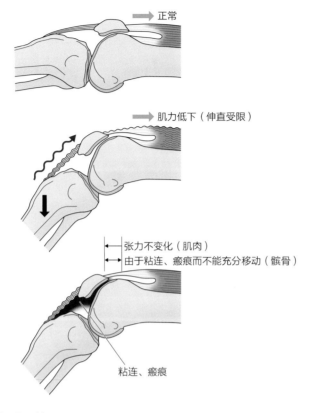

正常

肌力低下（伸直受限）

张力不变化（肌肉）
由于粘连、瘢痕而不能充分移动（髌骨）

粘连、瘢痕

图4-18　伸直受限的原因

　　由于股四头肌的肌力不足造成无法将髌骨向近端方向牵拉而导致伸直受限，由于伸展结构远端的粘连、瘢痕使髌骨的近端移动受限而导致伸直受限

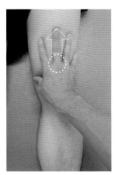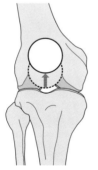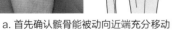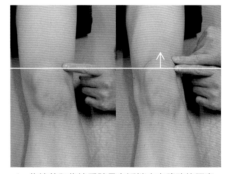

a. 首先确认髌骨能被动向近端充分移动　　　　b. 收缩前和收缩后髌骨向近端方向移动的距离

图4-19　伸直受限的评估（原因为肌力低下）

　　首先确认髌骨被动向近端充分移动。然后，使股四头肌收缩，观察髌骨向近端移动的距离。此时，患侧髌骨向近端移动的距离小于健侧

原因为粘连或瘢痕

由于伸展结构远端的粘连或瘢痕，随肌肉收缩的髌骨向近端移动的距离不足而引起张力无法向胫骨粗隆传递。这时，除了需要确认髌骨被动向近端移动受限之外，无论股四头肌收缩张力是否可以向髌骨近端传递，髌骨远端都无张力。见图 4-20。

③ 伸展受限的治疗

原因为肌力低下（废用综合征）

股四头肌不能收缩时，利用双关节肌（股直肌）收缩产生的髋关节屈曲，在确认髌骨向近端移动的同时调整股四头肌（图 4-21）。然后，治疗师通过对髌骨的操作，诱发股四头肌的收缩。具体来说就是，从外上方向内下方固定髌骨，调整髌骨以促进股外侧肌和股中间肌的收缩；从内上方向外下方固定髌骨，调整髌骨以促进股内侧肌的收缩；从上方向下方推拉髌骨，调整髌骨以促进股中间肌的收缩。见图 4-22。

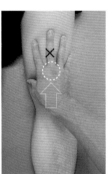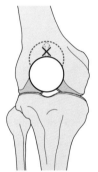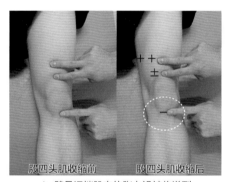

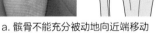

a. 髌骨不能充分被动地向近端移动　　　　b. 髌骨远端肌肉的张力没被传递到
++—能触摸到强的张力；+—能触摸到弱的张力；±—能触摸到少量的张力；——不能触摸到张力

图 4-20　伸直受限的评估（原因为粘连或瘢痕）

原因为粘连或瘢痕时，使髌骨被动向近端移动，评估与健侧比较髌骨移动距离的差异。另外，需要确认在股四头肌收缩时，无论髌骨近端是否有张力，都无张力传导至髌骨的远端

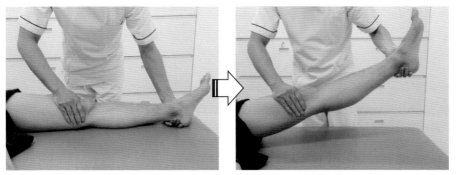

| a. 徒手固定髌骨 | b. 髋关节屈曲带动髌骨上提 |

图 4-21　利用股直肌收缩进行伸直受限的治疗

　　利用股直肌的收缩，对伸直受限进行治疗。治疗师用手向下固定髌骨，另一只手持握小腿。然后，在进行髋关节主动屈曲的同时，放开髌骨，让患者再学习髌骨的上提运动

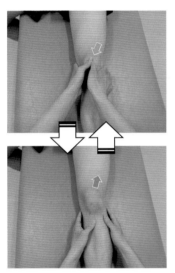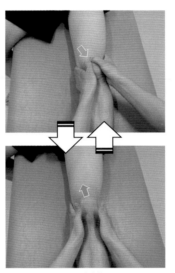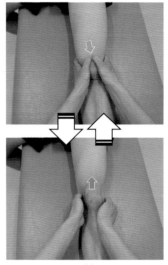

| a. 股外侧肌股中间肌 | b. 股内侧肌 | c. 股中间肌 |

➡ 收缩
➡ 操作

图 4-22　利用髌骨运动进行伸直受限的治疗

　　沿着股四头肌肌纤维的方向使髌骨固定，结合肌肉收缩诱导髌骨移动，可获得股四头肌单独肌肉的收缩

最终，必须设定与肌力3级相称的负荷。当髋关节变成内旋位或外旋位时，可以减轻小腿上的重力负荷。这时在小腿减重的前提下，使膝关节在伸展的最终活动范围内反复运动（图4-23）。另外，使用改变髋关节旋转体位的方法，将小腿的重力作为内翻或外翻的应力来使用。例如，使膝关节在髋关节外旋位伸展时，为了能使小腿外旋对应的膝关节内侧部分分离，可以增加伸展运动伴随的股内侧肌的收缩训练。使膝关节在髋关节内旋位时伸展，为使小腿内旋对应的膝关节外侧部分分离，可以增加伸展运动伴随的股外侧肌和股中间肌外侧部分的收缩训练。对股四头肌分别进行收缩训练后，髋关节回到旋转中间位，尽量进行反复的膝关节主动伸展运动。

能保持最大伸展活动度后，尽量避免在股直肌收缩的状态下保持膝关节伸展位。具体来讲，徒手按压并向近端方向牵拉股直肌的肌腱移行部，利用股直肌的Ib抑制增强股内、外侧肌的收缩（图4-24）。

另外，在膝关节的最大伸展活动范围内，根据症状设定可维持肌肉收缩的最长时间，进行主动收缩时的保持小腿上举训练、辅助主动运动及轻度的抵抗运动，逐渐改善伸直受限（图4-25）。

原因为粘连或瘢痕

临床上经常可以见到膝关节屈曲位肌力保持不变，但存在伸直受限的病例。对于这种病例，多存在髌骨向近端移动受限，考虑是由于髌骨周围组织的粘连或瘢痕而导致的伸直受限。

因粘连或瘢痕导致髌骨运动受限的情况，要首先改善髌骨周围组织的粘连。阻碍髌骨向上移动的髌骨周围组织的粘连或瘢痕包括髌韧带的粘连，髌上囊和髌骨间产生的粘连、瘢痕，以及髌上脂肪垫、股骨前脂肪垫、髌下脂肪垫等脂肪垫的粘连，等等。关于这些组织的粘连或瘢痕，在本章会有详细介绍。

因髌骨周围组织的粘连或瘢痕导致伸直受限时，若以上组织的粘连或瘢痕能得到改善，则伸直受限也必定得以改善。

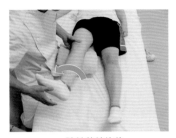 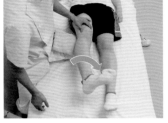 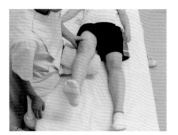

a. 髋关节外旋位   b. 髋关节内旋位   c. 髋关节中间位

图 4-23　改变髋关节旋转肢位的伸直受限的治疗

改变髋关节的旋转肢位，调整在小腿处的重力负荷，反复进行膝关节伸展运动

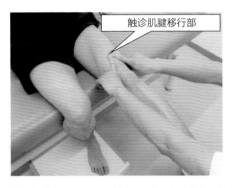 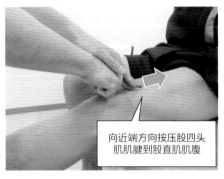

触诊肌腱移行部

向近端方向按压股四头
肌肌腱到股直肌肌腹

图 4-24　提高股外侧肌和股内侧肌收缩的伸直受限的治疗

徒手牵拉股直肌的肌腱移行部分，同时进行膝关节的伸展运动。这是利用 Ib 抑制
提高股外侧肌和股内侧肌收缩的一种方法

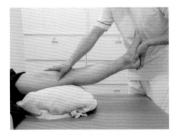 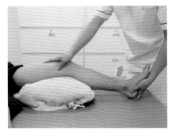 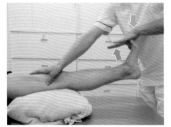

a. 保持小腿上举   b. 辅助主动运动   c. 轻度的抵抗运动

➡ 收缩
➡ 操作

图 4-25　在膝关节的最大伸展活动度范围内的伸直受限治疗

在膝关节的最大伸展活动范围内设定能维持肌肉收缩的时间，主动收缩下保持小腿上举状态，
进行辅助主动运动和轻度的抵抗运动

（3）肌肉的评估

① 股四头肌的评估

引起屈曲受限的肌肉主要是股四头肌，包括股内侧肌、股外侧肌、股中间肌、股直肌。对单关节肌和双关节肌应分别进行评估。单关节肌有股内侧肌、股外侧肌、股中间肌和膝关节肌。这些肌肉的评估应在髋关节屈曲 90° 位进行，这个肢位不受股直肌影响，应明确是否存在活动受限及被动屈曲伴随的牵拉部位（图 4-26）。对双关节肌股直肌的评估，通常使用观察俯卧位屈曲膝关节时是否存在提臀现象、测量足跟和臀部的距离的方法（图 4-27a）。另外，当俯卧位膝关节屈曲角度小于髋关节屈曲 90° 位膝关节屈曲角度时，说明为股直肌的问题。相反如果活动度受限是相同的角度，则是单关节肌的问题。提示股直肌短缩的提臀现象，其敏感度并不高，短缩不达到一定程度难以判定为阳性，也难以对股直肌的牵拉性进行客观评估。笔者使用的方法是，首先让患者在治疗床上俯卧，之后将非检查侧的下肢从床上放下直到足底接触地面，在此过程中使骨盆保持最大后倾位。然后，使检查侧的膝关节屈曲，在此角度评估股直肌的伸展性（图 4-27b）。对于因膝关节伸展结构的硬度改变导致的运动障碍（如 Osgood 病等），若检查显示无阻力时膝关节能完全屈曲，则说明对症状改善有效。

在单关节肌的评估中，除要询问被动屈曲时产生疼痛的部位以外，还要根据触诊时的牵拉感调整手法。以左膝关节为例，治疗师用示指触及股内侧肌、环指触及股外侧肌、中指触及肌腱移行部的深部，被动屈曲膝关节。于关节运动受限的角度，触诊最先牵拉的肌肉。持握确定的肌肉，向远端方向牵拉时，减轻牵拉痛的同时评估活动度是否扩大。见图 4-28。评估后，对确定的肌群进行单独的肌肉收缩训练，利用突触抑制使之松弛，评估牵拉痛是否减轻以及活动度的变化。

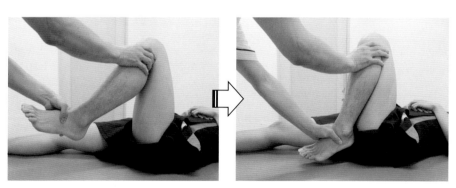

图 4-26　股四头肌（单关节肌）的评估

髋关节屈曲 90° 位，确认有无膝关节屈曲活动度受限

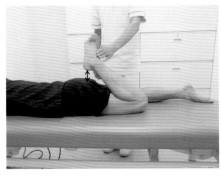
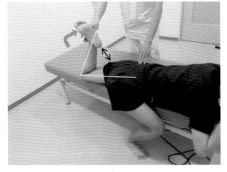

a	b

图 4-27　股四头肌（股直肌）的评估

a. 足臀距，测量俯卧位屈曲膝关节时足跟与臀部的距离。

b. 股直肌牵缩的评估，将非检查侧的下肢从床放下，骨盆保持最大后倾位。在这个状态下屈曲检查侧的膝关节，测量其角度

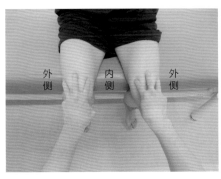
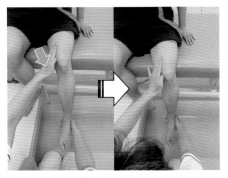

a. 评估　　　　　　　　　　　b. 股内侧肌

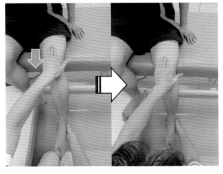
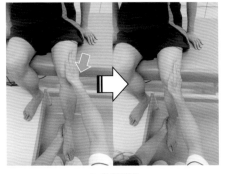

c. 股中间肌　　　　　　　　　d. 股外侧肌

图 4-28　引起膝关节屈曲受限股四头肌的评估

　　持握确定的肌肉，向远端方向牵拉时（b~d）评估疼痛是否减轻，同时评估活动度是否增大

下面介绍评估冠状面上股四头肌移动范围的方法。以左膝为例进行讲解。在关节活动度内保持左右膝关节于屈曲位。治疗师用左手握持股内侧肌，右手握持股外侧肌和股中间肌。握持股内侧肌的左手以股骨为中心在冠状面向内后方旋转，比较左右两侧的差别。同样，握持股外侧肌、股中间肌的右手以股骨为中心向外后方旋转，比较左右两侧的差别。治疗师握持的手从近端向远端移动做同样的评估。见图4-29。

② 其他引起膝关节屈曲受限的肌肉和肌腱的评估

髂胫束

从阔筋膜张肌延续的髂胫束，膝关节于伸展位时其后部的紧张度增高，膝关节屈曲时其前部紧张，屈曲超过90°~100°时整体松弛。髂胫束是阔筋膜类韧带，结构较硬，它的内面起始于股外侧肌的纤维。髂胫束紧张可导致膝关节屈曲受限。髋关节于外展位髂胫束松弛时膝关节屈曲角度增大，髋关节于内收位时膝关节屈曲角度减少，应怀疑与包括阔筋膜张肌挛缩的髂胫束紧张有关。见图4-30。

大收肌肌腱部

大收肌肌腱部与股内侧肌连接，因此这个部位的挛缩会引起继发性股内侧肌紧张，这也会导致膝关节屈曲受限。髋关节于内收位大收肌肌腱部松弛时膝关节屈曲角度增大，髋关节于外展位时，如果膝关节屈曲角度减少，应怀疑与大收肌肌腱部相关。见图4-31。

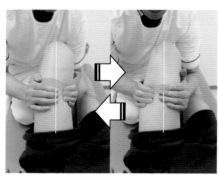
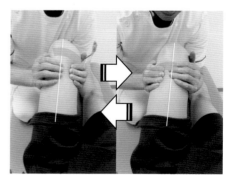

a. 大腿近端　　　　　　　　　　　　　　b. 大腿远端

图4-29　冠状面上股四头肌移动范围的评估

以股直肌为界，治疗师用左手包绕握持股内侧肌，右手包绕握持股外侧肌和股中间肌。握持股内侧肌的左手向内后方旋转，握持股外侧肌、股中间肌的右手向外后方旋转，比较双侧的移动差异

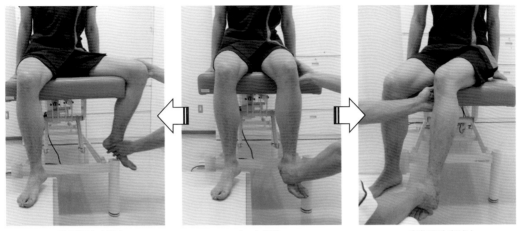

a. 外展活动度增大   b. 中间位   c. 内收活动度减小

图 4-30 　与膝关节屈曲受限有关的阔筋膜张肌、髂胫束的评估

　　通过髋关节内收外展评估膝关节屈曲活动度。如果髋关节外展位时膝关节屈曲角度增大，而髋关节内收位时膝关节屈曲角度减小，则怀疑与阔筋膜张肌挛缩、髂胫束紧张有关

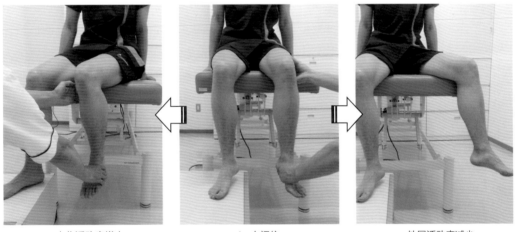

a. 内收活动度增大   b. 中间位   c. 外展活动度减少

图 4-31 　与膝关节屈曲受限有关的大收肌肌腱部的评估

　　通过髋关节内收外展评估膝关节屈曲活动度。如果髋关节内收位时膝关节屈曲角度增大，髋关节外展位时膝关节屈曲角度减小，则怀疑与大收肌肌腱部有关

（4）肌肉的治疗

临床上，因股直肌引起的膝关节活动受限的情况较少，故大多是以单关节肌为治疗对象。以下内容①～③为讲解单关节肌的治疗，④为讲解对股直肌的治疗。其他的因素在⑤、⑥进行讲解。

① 对股内侧肌、股外侧肌的被动手法治疗

使用超声观察股内侧肌、股外侧肌，它们不仅在屈曲运动时有向长轴方向的伸展，还会在冠状面上有肌肉的移动（横向的移动）。因此，冠状面上肌肉的移动受限会导致屈曲受限。其治疗与评估的操作相同，治疗和评估可同时完成。治疗师用手握持股内侧肌、股外侧肌和股中间肌，屈曲角度由浅到深，以股骨为中心顺时针、逆时针使肌肉旋转，以扩大肌肉移动范围（图4-29）。对于冠状面上肌肉的移动，受限多发生在大腿远端外侧，股中间肌的移动受限和屈曲角度的相关性较强。

安冈的研究中详细描述了膝关节肌。膝关节肌位于股四头肌肌群深层，在股中间肌的下面，呈三角形，近端狭窄，远端广阔，长约75 mm、宽约35 mm。另外，Stephanie等的研究显示，膝关节肌是小的肌束聚集的构造，它们相互重叠呈3层结构（参见第2章图2-31）。以这样的解剖学理论为基础，手指向下用力按至骨和最深部，注意各层结构，向内、外侧方向移动，加上上提股骨的操作，以改善各层间的粘连（图4-32）。

② 不能进行膝关节运动时的手法治疗

由于临床上有保护患处等要求膝关节制动而不能进行膝关节运动时，可以通过对髌骨的操作诱发肌肉收缩。髌骨从外上方向内下方牵拉后做伸展运动时，可促进股外侧肌和股中间肌的收缩。髌骨从内上方向外下方牵拉后做伸展运动时，促进了股内侧肌的收缩（图4-22）。如果可以，采用髋关节屈曲位，进行排除股直肌的参与并以提高股外侧肌、股内侧肌和股中间肌的肌肉活动为目的的手法治疗。但是，过度的髋关节屈曲会导致腘绳肌紧张，因此，以髋关节屈曲60°左右为宜。股内侧肌、股外侧肌和股中间肌的收缩对预防髌副韧带和髌上囊粘连的效果也很好。

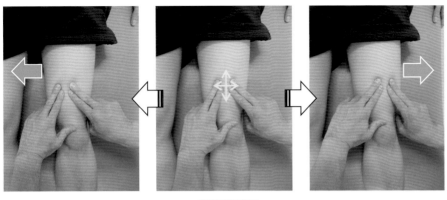

a. 膝关节肌浅层

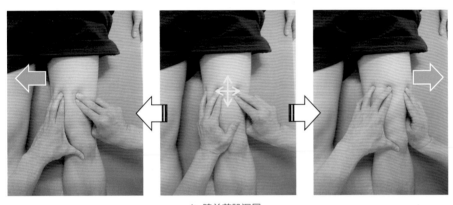

b. 膝关节肌深层

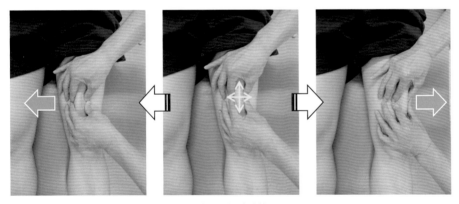

c. 向上提拉膝关节肌

图 4-32 对膝关节肌的手法治疗

a. 于膝关节肌的位置并在其宽度范围内，治疗师用两指按下大约一横指深并向上下内外方向移动。

b. 于膝关节肌的位置并在其宽度范围内，治疗师用两指按下到骨为止，向上下内外方向移动。

c. 于膝关节肌的位置并在其宽度范围内，从骨附着部上浮、上提。

  以股直肌的肌腱移行部附近作为起始部，根据膝关节肌的 3 层结构，对其进行向内、外侧方的维持和改善柔韧性的操作。此外，徒手上提膝关节肌的操作可改善各层间的粘连

③ 能进行膝关节运动的手法治疗

下面介绍几个能进行膝关节运动的手法治疗方法。

利用肌纤维角的方法

股内侧肌的肌纤维角，在向股直肌移行部水平平均为 25.6°，髌骨上缘水平平均为 32.7°，髌骨下缘水平平均为 40.8°。根据这个特征，使股内侧肌的肌纤维角和髌韧带长轴一致，调整髋关节内旋和膝关节屈曲，以及小腿外旋、外翻，进行膝关节伸展运动的等长收缩（图 4-33）。各肌肉纤维收缩后，可以增加膝关节屈曲活动度。根据情况，沿着肌肉纤维方向进行徒手拉伸治疗。

另一方面，股外侧肌的肌纤维角在向股直肌移行部水平平均为 21.6°，在髌骨中央水平平均为 27.3°，比股内侧肌肌纤维角稍小。同样，使股外侧肌的肌纤维角和髌韧带的长轴一致，调整髋关节外旋和膝关节屈曲，以及小腿的内旋、内翻，进行膝关节伸展运动的等长收缩（图 4-34）。各肌肉纤维收缩后，可以增加屈曲活动度。可根据实际情况，沿着肌肉纤维方向进行徒手拉伸治疗。

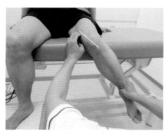 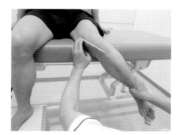 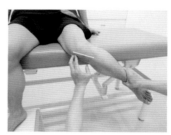

a. 股直肌移行部水平　　　　b. 髌骨上缘水平　　　　c. 髌骨下缘水平

图 4-33　股内侧肌肌纤维角和肌收缩

使股内侧肌的肌纤维角与髌韧带的长轴一致，调整髋关节肢位，进行膝关节伸展运动的等长收缩

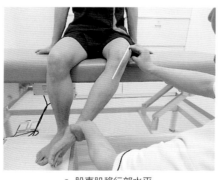 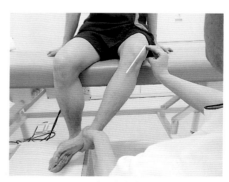

a. 股直肌移行部水平　　　　　　　b. 髌骨中央水平

图 4-34　股外侧肌肌纤维角和肌收缩

使股外侧肌的肌纤维角与髌韧带的长轴一致，调整髋关节肢位，进行膝关节伸展运动的等长收缩

于髌骨上方施加抵抗诱导肌肉收缩的方法

股内侧肌，从内上方向外下方下推并握持髌骨，在进行膝关节伸展运动的同时进行1~2秒的先等长收缩后等张收缩。股中间肌，从髌骨上方推向下方握持髌骨，进行1~2秒的先等长收缩后等张收缩。股中间肌外侧部和股外侧肌，从外上方推向内下方后握持髌骨，进行1~2秒的先等长收缩后等张收缩。见图4-35。各肌肉纤维收缩后，可以增加屈曲活动度。可根据实际情况进行徒手拉伸治疗。

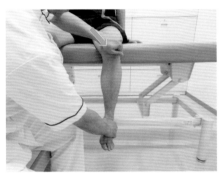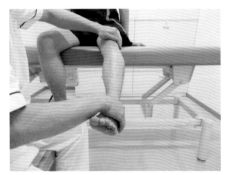

a. 股内侧肌

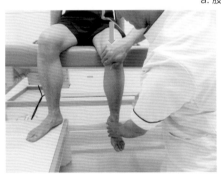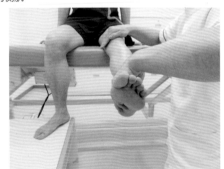

b. 股中间肌

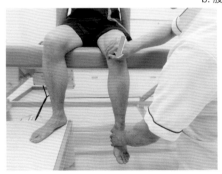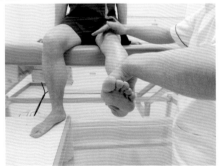

c. 股外侧肌、股中间肌（外侧部）

图4-35　髌骨施加抵抗的肌肉收缩

股内侧肌从内上方（a），股中间肌从髌骨上方（b），股中间肌外侧部和股外侧肌从髌骨外上方（c）下推并握持髌骨。在进行膝关节伸展运动的同时，进行1~2秒的先等长收缩后等张收缩

组合髋关节运动的方法

通过使用悬吊等将髋关节内收、外展运动组合，能引出股内侧肌、股外侧肌的收缩和伸展。

股内侧肌部分从大收肌起始。因此，髋关节外展的同时伸展膝关节，可以提高起始部的固定性，增加股内侧肌的收缩。另外，股内侧肌和大收肌连接处的伸展运动也可以促进 Ib 抑制，有效改善肌肉的延展性。再加上反复进行髋关节外展运动，可以缓解阔筋膜张肌、臀中肌的肌紧张，改善髂胫束的硬度。

另外，股外侧肌部分是从髂胫束起始的。因此，髋关节内收时伸展膝关节，可以使髂胫束紧张的同时增强股外侧肌的收缩。另外，还可以通过促进与髂胫束的连接处的 Ib 抑制，来有效改善肌肉的延展性。再加上反复进行髋关节内收运动，可以缓解股内侧肌、大收肌的肌紧张。见图 4-11、4-36。

利用股直肌 Ib 抑制的方法

股直肌位于髌骨近端 6~7 cm 的肌腱移行处，对这个部分进行伸展刺激可以刺激高尔基腱器官，获得对股直肌的 Ib 抑制（图 4-37）。牵拉肌腱移行部并保持伸展位，能增加股外侧肌、股内侧肌的肌肉活动（图 4-24），以及股中间肌的肌肉活动。

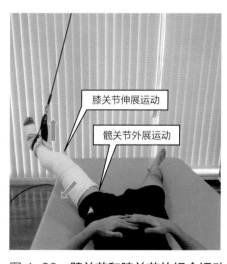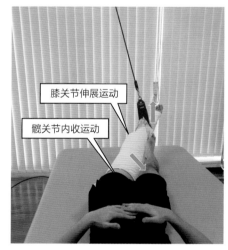

图 4-36　髋关节和膝关节的组合运动

a. 使用悬吊，髋关节外展的同时进行膝关节伸展主动运动。
b. 使用悬吊，髋关节内收的同时进行膝关节伸展主动运动

④ 股直肌的手法治疗

股直肌的手法治疗在刚才讲解的膝关节伸展位进行。在适当地组合膝关节伸展的等长收缩和等张收缩的同时使肌肉松弛，之后进行被动屈曲的拉伸运动（图4-38）。

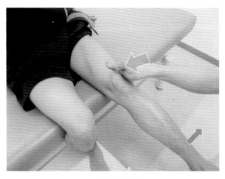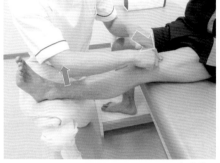

a. 主动运动　　　　　　　　　　　　　b. 辅助主动运动　　➡ 收缩
　　　　　　　　　　　　　　　　　　　　　　　　　　　　➡ 操作

图4-37　利用股直肌的Ib抑制作用的股外侧肌、股内侧肌及股直肌的促进放松治疗

a. 在股直肌的肌腱移行部施加拉伸时，患者应保持膝关节于伸展位。
b. 治疗师用大腿支撑患者的小腿

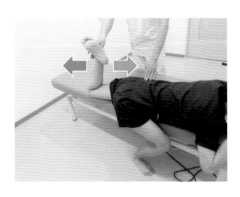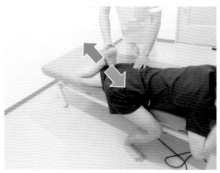

➡ 收缩
➡ 拉伸

图4-38　股直肌的拉伸

进行膝关节伸展的等长收缩和等张收缩，之后进行被动屈曲的拉伸运动

⑤ 髂胫束的手法治疗

髂胫束是不可伸缩的组织，它的硬度依赖于附着在髂胫束上的肌肉的紧张度。髂胫束上有阔筋膜张肌和臀大肌附着，膝关节屈曲活动度与阔筋膜张肌密切相关。手法治疗的具体方法，采取 Ober 试验的评估肢位，此时注意，应通过非检查侧的髋关节、膝关节屈曲使骨盆后倾固定。然后，检查侧的下肢从髋关节伸展 0°、膝关节屈曲 90° 开始，使髋关节内收并进行拉伸。见图 4-39。

另外，利用阔筋膜张肌收缩调节柔韧性的方法可以有效改善髂胫束硬度。这种情况，充分的髋关节屈曲、外展、内旋运动后，使髋关节内收并进行拉伸。这个方法可在侧卧位或仰卧位进行。见图 4-40。

⑥ 大收肌肌腱的手法治疗

与股内侧肌连接的大收肌肌腱的起点是坐骨。因此，改善大收肌肌腱柔韧性，可以通过以下方法，保持膝关节屈曲，使髋关节处于屈曲外展位，拉伸大收肌肌腱拉伸。交替进行主动内收运动和拉伸运动。见图 4-41。

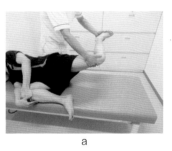 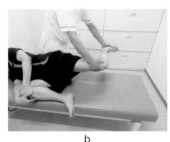 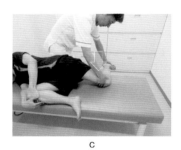

a　　　　　　　　b　　　　　　　　c

图 4-39　对髂胫束的拉伸

a. 非检查侧，髋关节、膝关节屈曲以使骨盆后倾固定。
b. 检查侧，髋关节伸展 0°、膝关节屈曲 90°。
c. 使髋关节内收并进行拉伸

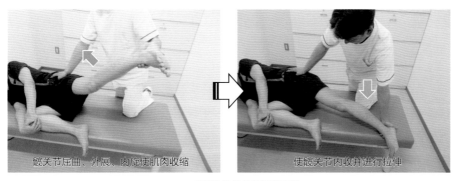

髋关节屈曲、外展、肉旋使肌肉收缩　　　　使髋关节内收并进行拉伸

a. 于侧卧位进行的操作方法

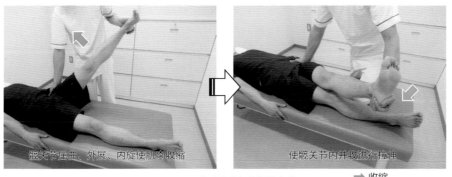

髋关节屈曲、外展、内旋使肌肉收缩　　　　使髋关节内并收进行拉伸

b. 于仰卧位进行的操作方法

➡ 收缩
➡ 拉伸

图 4-40　利用阔筋膜张肌收缩进行髂胫束的拉伸

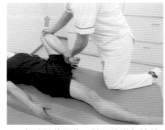

a. 在髋关节屈曲、外展位进行拉伸

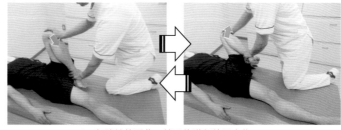

b. 在髋关节屈曲、外展位进行伸展内收

➡ 收缩
➡ 拉伸

图 4-41　大收肌肌腱的拉伸

　　保持膝关节屈曲，使髋关节处于屈曲外展位，拉伸大收肌肌腱

5. 内侧副韧带的评估与治疗

（1）内侧副韧带的评估

　　判断内侧副韧带（MCL）是否与膝关节屈曲活动受限有关，一般通过被动运动同时行 MCL 的触诊来判断。由于浅层纤维随着膝关节屈曲在股骨内侧髁处卷曲而紧张（参见第 2 章图 2-18），可以评估膝关节屈曲时内侧髁前方的压痛变化。详细观察压痛随屈曲角度变化的情况（图 4-42），以及是否会随着膝关节内翻或外翻而变化（图 4-43）。另外，MCL 随着膝关节屈曲向后移动时，需要注意 MCL 与股骨髁部的接触点的变化。在 MCL 与股骨髁部发生粘连时，可以触及粘连处的张力随着膝关节屈曲而呈现局部升高（图 4-44）。

（2）内侧副韧带挛缩的治疗

　　针对 MCL 挛缩的治疗方法基本可以归纳为两种，一种是针对 MCL 自身粘连引起的延展性下降的治疗，另一种是改善其与骨的粘连的治疗。前者目的为打开挛缩折叠的韧带，使其恢复到原来的长度（图 4-45a），而后者的目的为打开影响股骨内上髁处的卷曲和剥离影响髁部移动的粘连（图 4-45b）。

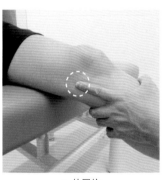 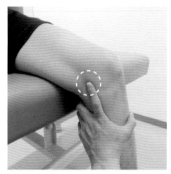 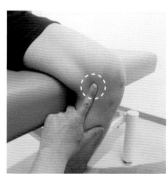

a. 伸展位　　　　　　　　　　　b. 轻度屈曲位　　　　　　　　　　　c. 屈曲位

图 4-42　内侧副韧带的评估（膝关节不同屈曲角度的压痛评估）

评估压痛随着屈曲角度变化的情况

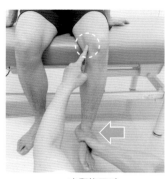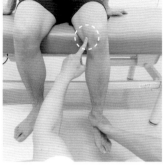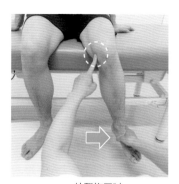

| a. 内翻施压时 | b. 中间位 | c. 外翻施压时 |

图 4-43　内侧副韧带的评估（膝关节内外翻时的压痛评估）

评估压痛随着膝关节的内外翻变化的情况

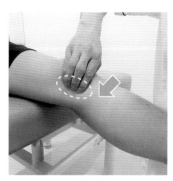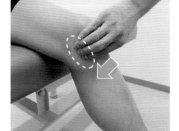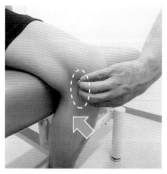

| a. 伸展位 | b. 轻度屈曲位 | c. 屈曲位 |

图 4-44　内侧副韧带的评估（随屈曲角度的变化而产生的紧张度的评估）

MCL 与股骨髁部有粘连时，可以触及膝关节屈曲时粘连处的局部紧张度升高

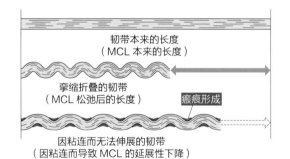
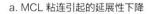

a. MCL 粘连引起的延展性下降　　　b. MCL 与骨之间的粘连

图 4-45　内侧副韧带粘连示意图

① 松解内侧副韧带的自身粘连

为了改善 MCL 的伸缩性，可对 MCL 反复进行牵拉和松弛。在改变膝关节屈曲角度的同时对小腿反复施加外翻和外旋负荷。外翻、外旋并牵拉后，使膝关节充分内翻、内旋，从而使 MCL 得到完全松弛。见图 4-46。

② 剥离内侧副韧带与骨的粘连

为了改善 MCL 与骨的粘连，在粘连部位处于紧张时，通过小幅度的屈伸运动将粘连剥离。此时，适当地使小腿内翻、内旋，有效控制 MCL 松弛和紧张的同时，在 MCL 和骨之间反复施加剪切力，以使剥离顺畅进行。见图 4-47。

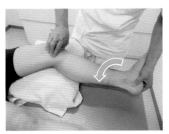 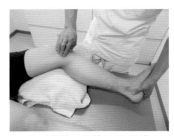 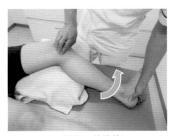

a. 内翻、内旋位，能触摸到 MCL 呈松弛状态　　b. 中间位，沿着 MCL 触摸　　c. 外翻、外旋位

图 4-46　改善内侧副韧带伸缩性

通过对 MCL 进行反复牵拉和松弛，改善其伸缩性

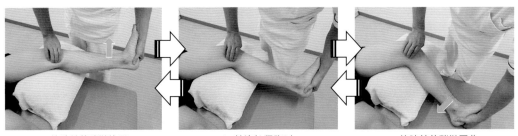

a. 使膝关节稍微伸展　　b. 粘连处紧张时　　c. 使膝关节稍微屈曲

图 4-47　剥离内侧副韧带与骨的粘连

在粘连部位处于紧张时，通过小幅度的膝关节屈伸运动来剥离内侧副韧带与骨的粘连

6. 髌支持带的评估和治疗

（1）髌支持带的评估

髌支持带分为纵行纤维和横行纤维，而其粘连与屈曲活动受限有关（参见第2章图2-50）。

① 纵行纤维的评估

对纵行纤维的评估，可以比较左右膝关节主动伸展运动时的髌骨两侧及远端的上升程度。纵行纤维起始于股四头肌的股内、外侧肌，因此在股内、外侧肌收缩时才能紧张起来。股内、外侧肌收缩时髌骨周围组织难以上升的现象提示纵行纤维存在粘连（图4-48）。同时需要评估肌肉收缩产生的张力能否传导至胫骨粗隆两侧，以及被动屈曲带来的张力是否能由远端传导至近端（图4-49）。

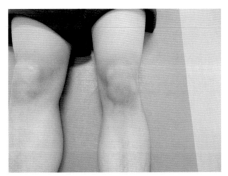
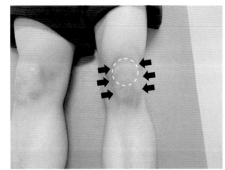

伸展位，静息时　　　　　　　伸展位，股四头肌收缩时

a. 评估伸展位时的上升程度

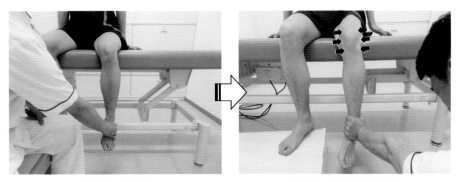

屈曲位，静息时　　　　　　　屈曲位，股四头肌收缩时

b. 评估屈曲位时的上升程度

图4-48　髌支持带纵行纤维的评估（1）

比较左右膝关节主动伸展运动引起的髌骨两侧及远端的上升程度

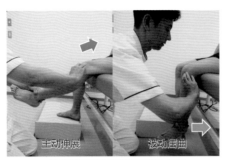
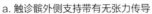
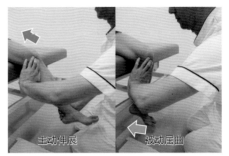

a. 触诊髌外侧支持带有无张力传导　　　　b. 触诊髌内侧支持带有无张力传导

➡ 收缩
➡ 操作

图 4-49　髌支持带纵行纤维的评估（2）

评估肌肉收缩产生的张力能否传导至胫骨粗隆两侧，以及被动屈曲带来的张力是否能由远端传导至近端

② 横行纤维的评估

以髌股关节面为中心通过握持、提拉和移动髌骨来评估横行纤维（图4-50）。

通过握持髌骨内侧缘并上提至半脱位的状态，来评估内侧髌股韧带的牵拉程度；通过握持髌骨外侧缘并上提至半脱位的状态，来评估外侧髌股韧带的牵拉程度。见图4-51。

内侧髌胫韧带，通过上提髌骨内下方评估其牵拉程度；外侧髌胫韧带，则通过上提髌骨外下方评估其牵拉程度。见图4-52。

同样的操作可以评估膝关节屈曲角度的变化（图4-53）。这个评估是通过左右两侧的对比来进行的。

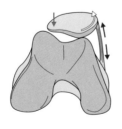
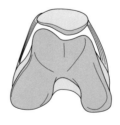

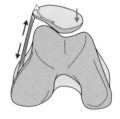

➡ 牵拉　　➡ 操作

a. 髌骨内侧缘的上提　　　b. 无任何移动　　　c. 髌骨外侧缘的上提

图 4-50　髌股关节的移动动作

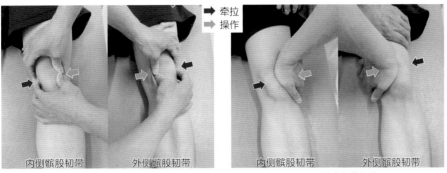

| a. 手指进行的操作 | b. 手掌进行的操作 |

图 4-51　髌支持带横行纤维的移动评估（1）

　　通过将髌骨内、外侧缘上提并移动至半脱位来评估内、外侧髌股韧带的牵拉程度

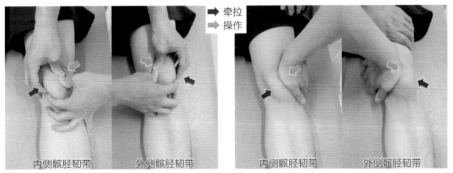

| a. 手指进行的操作 | b. 手掌进行的操作 |

图 4-52　髌支持带横行纤维的移动评估（2）

　　通过将髌骨的内、外下方上提并移动至半脱位来评估内、外侧髌胫韧带的牵拉程度

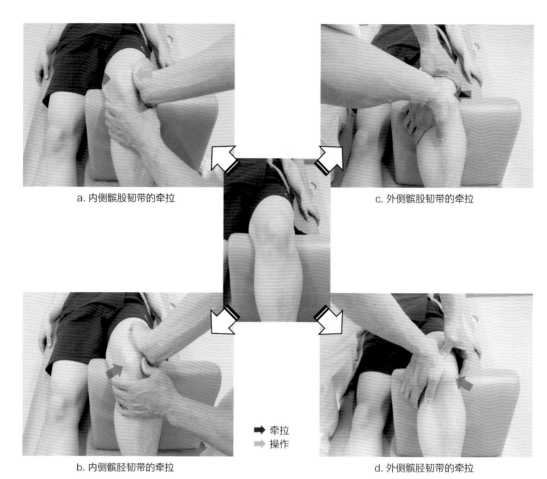

a. 内侧髌股韧带的牵拉　　　　　　　　　　　c. 外侧髌股韧带的牵拉

➡ 牵拉
➡ 操作

b. 内侧髌胫韧带的牵拉　　　　　　　　　　　d. 外侧髌胫韧带的牵拉

图 4-53　髌支持带横行纤维的移动评估（3）

调整膝关节屈曲角度，然后进行牵拉

（2）髌支持带的治疗

① 纵行纤维的滑行

髌支持带粘连限制了膝关节屈曲及其带动的髌骨长轴移动和前旋、冠状轴旋转（参见第 2 章图 2-24）。另外，髌支持带粘连会限制髌骨的向上移动，因此常可观察到髌骨低位。内侧髌支持带粘连则会二次限制内侧副韧带的向后移动和卷起现象。

针对髌内侧支持带的纵行纤维，进行伴随股内侧肌收缩的主动伸展运动和被动屈曲运动的纵行纤维滑行练习（图 4-54a）。徒手滑行可以阻止股内侧肌向远端伸展，并进行被动膝关节屈曲、外翻、小腿外旋（图 4-55a）。

对于髌外侧支持带的纵行纤维，也同样实施伴随股外侧肌收缩的主动伸展运动和被动屈曲运动的纵行纤维滑行练习（图4-54b）。徒手滑行可以阻止股外侧肌向远端伸展，并进行被动膝关节屈曲、内翻、小腿内旋（图4-55b）。

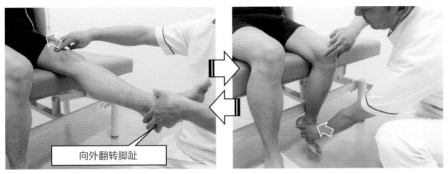

向外翻转脚趾

股内侧肌的主动收缩   被动屈曲

a. 髌内侧支持带纵行纤维的滑行练习

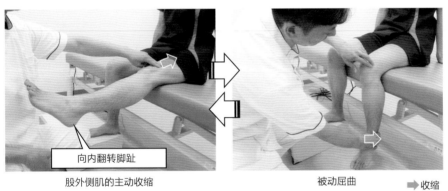

向内翻转脚趾

股外侧肌的主动收缩   被动屈曲

➡ 收缩
➡ 操作

b. 髌外侧支持带纵行纤维的滑行练习

图4-54 髌支持带纵行纤维的滑行练习

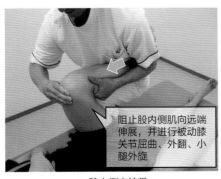

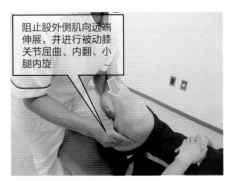

阻止股外侧肌向远端伸展，并进行被动膝关节屈曲、内翻、小腿内旋

阻止股内侧肌向远端伸展，并进行被动膝关节屈曲、外翻、小腿外旋

a. 髌内侧支持带   b. 髌外侧支持带

图4-55 髌支持带纵行纤维的徒手滑行

② 剥离横行纤维的粘连

横行纤维可以直接使用上述的评估方法（图4-51~4-53）。对于内侧的横行纤维，可进行按压髌骨外侧缘使内侧缘浮起、上提并移动的方法，剥离粘连的同时施加牵拉刺激（图4-51~4-53）。对于外侧横行纤维也可以使用同样的方法，按压髌骨内侧缘使外侧缘浮起、上提并移动，剥离粘连，并施加牵拉刺激（图4-51~4-53）。

髌骨远端的髌支持带则通过按压髌骨底部，并采用使髌骨尖部浮起、上提并移动的方法施加牵拉刺激来改善粘连（图4-56）。

连接髂胫束和髌外侧支持带的纤维束（iliotibial band-patella fiber，ITB-P），在髂胫束移动到前方并行徒手固定时按压髌骨内侧，通过左右对比来评价髌骨外侧的抬高程度。

对于ITB-P的治疗，除了使股外侧肌高频率收缩外，还可以在固定髂胫束的状态下通过上提并移动髌骨的方法来改善粘连（图4-57）。

此处介绍的髌支持带的所有治疗方法，不仅能在伸展状态下进行，还可以通过适当改变屈曲角度来进行。

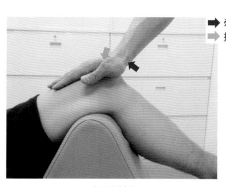
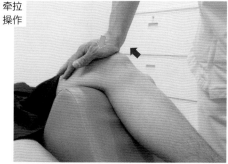

牵拉
操作

a. 左内侧实施　　　　　　　　　　　b. 左内下方实施

图4-56　髌支持带的远端部位的徒手滑行

髂胫束和髌外侧支持带的纤维束连接

髌骨

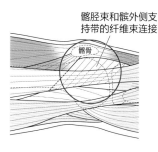
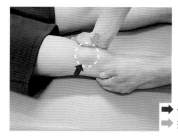

伸展
操作

a. 未固定髂胫束　　　　　　　　　　b. 固定髂胫束

图4-57　髂胫束和髌支持带纤维束（ITB-P）的徒手牵拉

（1）髌上囊的评估

　　对于出现屈曲活动受限的患者，不能忽视髌上囊的影响。髌上囊约为手掌大小，发生完全粘连时需要进行手术治疗。评估髌上囊需要观察膝关节从伸展位到屈曲位的过程中髌骨向下移动的受限程度（图4-58），以及用手指按压髌上囊处时其阻力和滑动的情况（图4-59）。在这个评估中，通过对比正常膝关节髌上囊的大小和滑动情况，可以早期发现髌上囊粘连。另外，超声检查也可作为客观评价的有效方法。

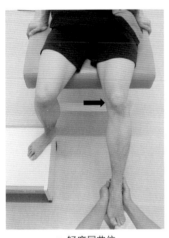 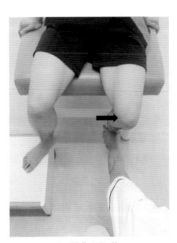 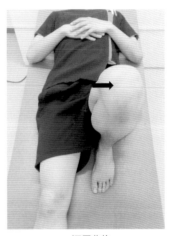

a. 轻度屈曲位　　　　　　　　　　b. 屈曲90°位　　　　　　　　　　c. 深屈曲位

图4-58　髌上囊向下方移动的评估

　　于膝关节由伸展位至屈曲位的过程中，评估髌骨向下方移动的受限程度

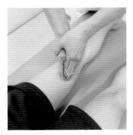 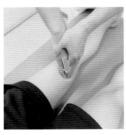 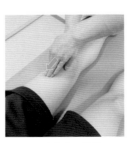 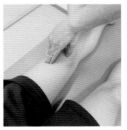

a. 向上方，内侧　　　　b. 向内侧，下方　　　　c. 向上方，外侧　　　　d. 向外侧，下方

图4-59　髌上囊的徒手滑行评估

　　直接用手指触诊髌上囊处来评价其滑动情况

（2）髌上囊的治疗

对于髌上囊的治疗，为了使关节囊上提，需要诱发股中间肌与膝关节肌的收缩（图4-60），同时在皮肤、肌肉和骨之间用力按压髌上囊并固定，顺时针、逆时针按揉以扩大关节囊（图4-61）。

另外，扩大股四头肌和骨之间的间隙、徒手上提并移动的方法也是非常有效的（图4-62）。如果膝关节内有积液，可以利用局部压迫关节囊使积液移动来预防关节内粘连。在超声观察下进行该操作更安全（图4-63）。

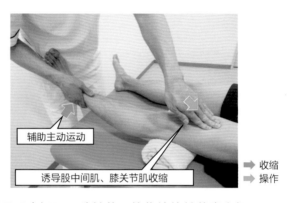

图4-60 利用股中间肌、膝关节肌的收缩使关节囊上提

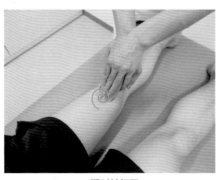 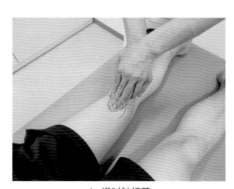

a. 顺时针打开　　　　　　　　　　　　　　　b. 逆时针打开

图4-61 髌上囊的徒手滑行

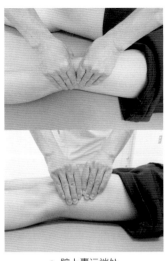
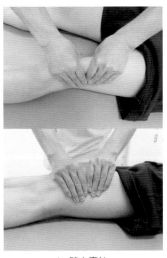
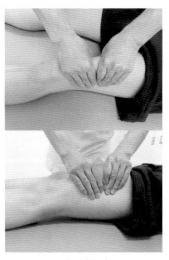

a. 髌上囊远端处　　　　　　　　b. 髌上囊处　　　　　　　　c. 股中间肌处

图 4-62　髌上囊的徒手上提

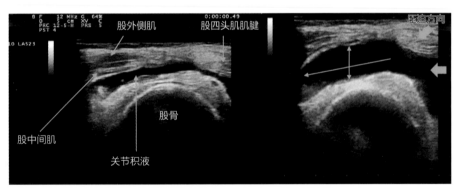

a. 未受压时　　　　　　　　　　b. 受压时

图 4-63　预防髌上囊局部压迫引起的关节内粘连（超声图像）

8. 脂肪垫的评估和治疗

无论是伸展还是屈曲，脂肪垫都是影响膝关节活动度的重要组织，所以对其进行评估和治疗至关重要。膝关节的重要脂肪垫包括髌上脂肪垫、股骨前脂肪垫和髌下脂肪垫，本节将对这些脂肪垫的评估和治疗进行讲解。

（1）脂肪垫的评估

① 髌上脂肪垫的评估
髌上脂肪垫（参见第2章图2-62）通常是膝关节深度屈曲的限制因素。在确认髌骨底部的上浮程度的同时，还要压迫髌骨正上方的脂肪垫，评估髌上脂肪垫的下沉量。如果髌骨底部上浮较少，髌上脂肪垫不下沉或很少下沉，则应怀疑存在髌上脂肪垫的柔韧性下降。见图4-64、4-65。

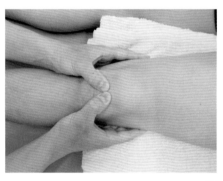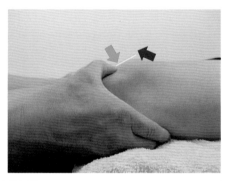

a. 髌骨底部上浮

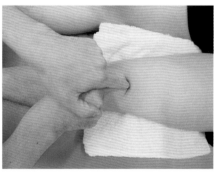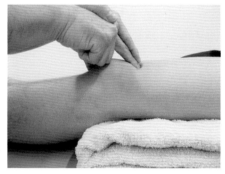

b. 髌上脂肪垫的下沉量

图4-64　髌上脂肪垫的评估（伸展位）

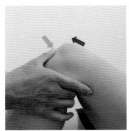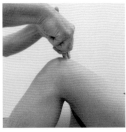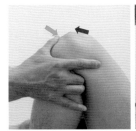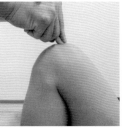

a. 膝关节屈曲 90°　　　　　　　　　　b. 膝关节屈曲 130°

图 4-65　髌上脂肪垫的评估（屈曲位）

　　评估髌骨底部的上浮程度和髌上脂肪垫的下沉量

② 股骨前脂肪垫的评估

　　对于股骨前脂肪垫（参见第 2 章图 2-63）的评估，同时将股四头肌与髌上囊由股骨处上提，比较左右两侧的差异。如果没有上提或上提较少，则应怀疑存在股骨前脂肪垫的柔韧性下降。见图 4-66。

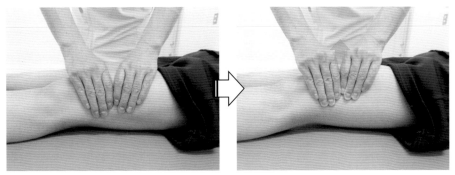

a. 握住股四头肌并上提　　　　　　　　b. 握住大腿前面并上提

图 4-66　股骨前脂肪垫的评估

　　将股四头肌由股骨处上提，比较左右两侧的差异

③ 髌下脂肪垫的评估

髌下脂肪垫是通过提起髌骨尖部时比较左右髌骨的倾斜度来进行评估的（图4-67）。另外，直接触诊脂肪垫，比较左右两侧向内外侧的移动量，如果没有移动量或移动量很少，则应怀疑存在髌下脂肪垫的柔韧性下降。见图4-68。

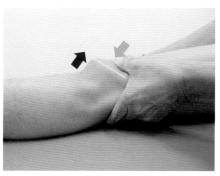

a. 膝关节伸展位的髌骨后倾程度　　　　　　　b. 膝关节屈曲位的髌骨后倾程度

图4-67　利用髌骨倾斜度进行髌下脂肪垫的评估

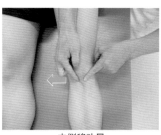
内侧移动量

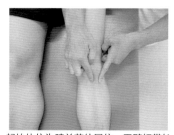
起始体位为膝关节伸展位，于髌韧带处

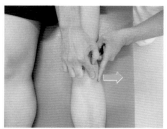
外侧移动量

a. 伸展位的评估

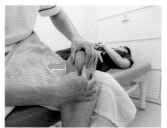
内侧移动量

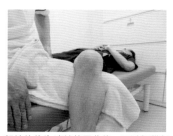
起始体位为膝关节屈曲位，于髌韧带处

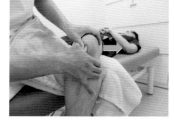
外侧移动量

b. 屈曲位的评估

图4-68　髌下脂肪垫移动量的评估

（2）脂肪垫的治疗

① 改善髌上脂肪垫的柔韧性和粘连

通过进行类似于提起髌骨底部的被动运动，来评估髌上脂肪垫的柔韧性。操作方法与图 4-64 和图 4-65 所示的髌上脂肪垫的评估方法相同。

另外，用手指按压髌骨正上方处脂肪垫部分，对比左右的下沉量，并反复进行按压来改善其柔韧性和粘连（图 4-69）。

② 改善股骨前脂肪垫的柔韧性和粘连

对于股骨前脂肪垫，同时上提股四头肌和髌上囊可改善脂肪垫的柔韧性和粘连。操作方法与图 4-66 所示的股骨前脂肪垫的评估方法相同。然后，反复进行股内侧肌、股外侧肌和股中间肌的主动运动，以改善脂肪垫的柔韧性和移动性（图 4-23、4-24、4-37、4-60、4-70）。

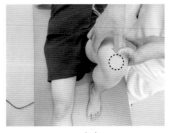 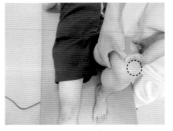 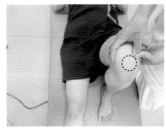

a. 上方　　　　　　　　　　b. 内上方　　　　　　　　　　c. 外上方

图 4-69　髌上脂肪垫的手法治疗

从髌骨底部正上方由内侧向外侧按压脂肪垫，引出下沉量，以改善其柔韧性和粘连

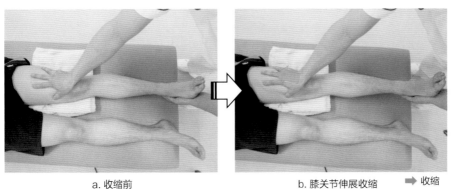

a. 收缩前　　　　　　　　　　b. 膝关节伸展收缩　　➡ 收缩
　　　　　　　　　　　　　　　　　　　　　　　　　➡ 操作

图 4-70　股骨前脂肪垫的手法治疗

为了改善脂肪垫的柔韧性和粘连，进行上提联合股四头肌的反复主动运动，以改善脂肪垫的柔韧性和移动性

③ 改善髌下脂肪垫的柔韧性和粘连

以上提髌骨尖的方式进行被动运动，可改善髌下脂肪垫的柔韧性。操作方法与图 4-67 和图 4-68 所示的髌下脂肪垫的评估方法相同。另外，在向下固定髌骨的同时，使髌韧带松弛，在此位置使脂肪垫向左右两侧被动运动，以改善其柔韧性（图 4-71）。髌韧带与胫骨之间有髌下深滑膜囊（参见第 2 章图 2-59），该部位发生炎症后会形成粘连，从而限制脂肪垫向该部位移动。在通过按压髌下囊处脂肪垫来改善其粘连的同时，从向下固定髌骨的位置行主动伸展运动使髌骨松解，使髌韧带脱离胫骨并向前移动。反复进行这些操作，能改善髌下深滑膜囊处的粘连（图 4-72）。

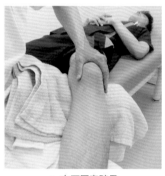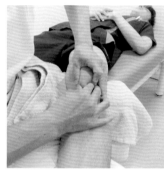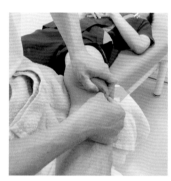

a. 向下固定髌骨　　　　　　b. 向内侧移动　　　　　　c. 向外侧移动

图 4-71　髌下脂肪垫的手法治疗

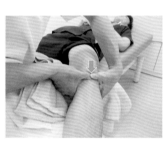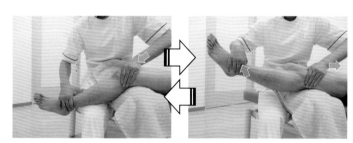

a. 从髌韧带处向髌下囊的脂肪垫按压　　　b. 向下固定髌骨　　　　　　c. 主动伸展

➡ 收缩
➡ 操作

图 4-72　髌下脂肪垫和髌下囊的剥离

9. 腘窝疼痛（后方挤压）的评估和治疗

（1）腘窝疼痛的评估

在治疗膝关节屈曲活动受限时，很多患者有跪坐等膝关节深屈曲时腘窝疼痛的症状。对于这个症状，浅野等学者认为这是由半月板的绞锁引起的，并与腘肌和半膜肌的主动运动密切相关。除此之外，林的研究还探讨了因膝关节屈曲导致的对松弛的膝关节囊后部的挤压和其相应的病理，并认为这些刺激引起的半膜肌和腘肌的挛缩所致的肌内压升高也是引起疼痛的主要原因之一。

膝关节被动屈曲引起的腘窝疼痛常见于退行性膝骨性关节炎的保守治疗病例、半月板损伤的保守治疗及半月板部分切除术后的病例、各种膝关节外科术后的挛缩病例等。其特点是，在膝关节屈曲 100° 以下一般不会出现疼痛，大部分疼痛在膝关节屈曲 120° 以上的深屈曲位时出现，而且通过伴随膝关节屈肌收缩的辅助主动运动或主动运动可以迅速缓解疼痛。

从物理治疗学的角度来看，如果疼痛出现在靠近腘窝外侧部位，腘肌和外侧半月板后角板处多存在明显压痛；而疼痛出现在腘窝内侧并靠近后方，常于半膜肌和内侧半月板后角有明显压痛。

腘窝疼痛的评估，其主要内容是测量出现疼痛的膝关节的屈曲活动度，以及评估腘肌和半膜肌远端附着部附近的肌肉紧张度和确认有无压痛。另外，对内外侧半月板后角处进行触诊，也可评估屈曲运动中半月板的活动性（图 4-73）。对活动性的评估可通过与健康人的比较进行。

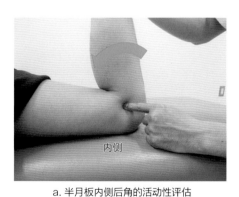
内侧

a. 半月板内侧后角的活动性评估

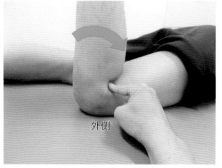
外侧

b. 半月板外侧后角的活动性评估

图 4-73 半月板的活动性评估

当大腿前侧的伸展结构过度紧张引起半月板的后方活动受限时，就会产生对后方的挤压力。其评估方法是，在稍浅于腘窝疼痛角度的膝关节屈曲角度下向下固定髌骨，降低髌下脂肪垫、半月板髌韧带的紧张度，再次确认屈曲时的疼痛情况（图4-74）。通常，向下固定髌骨可以减轻或消除腘窝处的疼痛，还能缓解伸展结构的紧张，同时可以查找妨碍髌骨远端滑行的因素。

（2）半月板后方活动性降低的治疗

对于外侧半月板的后方活动性下降，可进行小腿内旋的辅助主动运动诱导外侧半月板自腘肌向后方拉出的操作（图4-75）。治疗师手握胫骨近端的后方，然后治疗师用手将胫骨向后方牵拉以诱导半膜肌收缩，这样可以改善内侧半月板的活动性（图4-76）。两者都是从即将出现疼痛的的膝关节屈曲角度开始的。

对于因伸展结构的过度紧张而产生的腘窝疼痛，适当结合前述的股四头肌运动治疗，改善髌骨下固定方向的移动性，解除妨碍半月板后方移动的因素显得尤为重要。

当髌下脂肪垫的柔韧性降低导致半月板后方移动受阻时，先剥离前述的脂肪垫粘连，改善其柔韧性，消除半月板后方移动的阻碍因素（图4-71、4-72）。

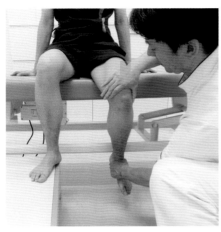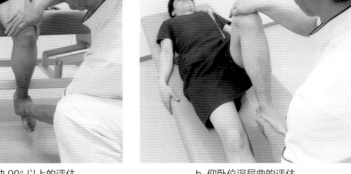

a. 坐位屈曲 90° 以上的评估　　　　　　　b. 仰卧位深屈曲的评估

图 4-74　腘窝疼痛的评估（大腿前侧的伸展结构过度紧张）

　　向下控制髌骨，在降低髌下脂肪垫和半月板髌韧带的紧张度的基础上，确认膝关节屈曲时的疼痛情况

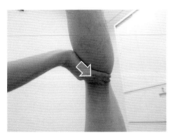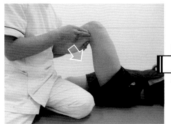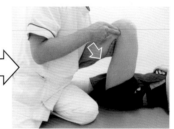

a. 腘肌的触诊方法　　　　b. 辅助主动运动使膝关节屈曲　　　　c. 确认腘肌的收缩

图 4-75　促进外侧半月板后方活动性的手法治疗

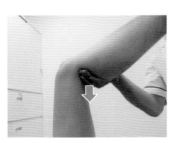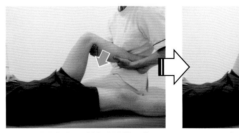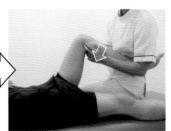

a. 半膜肌的触诊方法　　　　b. 辅助主动运动使膝关节屈曲　　　　c. 确认半膜肌的收缩

图 4-76　促进内侧半月板后方活动性的手法治疗

（1）屈曲90°的壁垒

股骨髁部向后方膨胀，其长径约为骨干部粗细的2倍。因此，在膝关节屈曲位股骨髁部的上下方向的长径比在伸展位的长，在膝关节屈曲90°位时，髁部的长径达到最长。由于股骨髁部的这种结构，在屈曲90°位时，需要髌骨向下方移动的软组织的柔韧性，以及与股骨髁部长径对应的软组织的柔韧性和滑行性。这就是膝关节屈曲90°附近活动受限的原因。见图4-77。

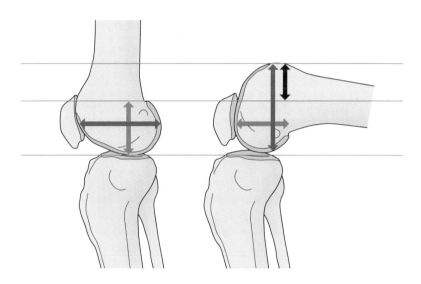

图4-77 膝关节伸展位与屈曲90°位股骨髁部长径的差异

与膝关节伸展位相比，膝关节屈曲90°位需要髌骨向下方移动的软组织的柔韧性，以及与股骨髁处长径对应的软组织的柔韧性和滑行性

（2）屈曲90°壁垒的治疗

　　对于屈曲90°壁垒的治疗要领是，首先使髌骨向下固定，确保髌骨尖和胫骨粗隆相接时股四头肌的伸展性（图4-78）。

　　进一步对小腿进行手法治疗，比较左右两侧的内旋活动度和向前、后方的活动度的差异并确保这些活动度（图4-79）。另外，当小腿下垂但不能顺利地以画圆的方式进行被动和主动运动时，会呈现不规则的轨迹（图4-80）。此时，应仔细确认活动度下降的方向，改善对象组织的柔韧性和粘连。

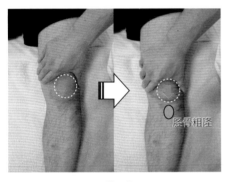
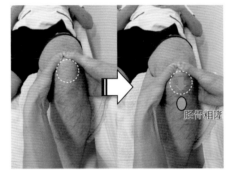

a. 伸展位 　　　　　　　　　　　　　　　　b. 屈曲90°位

图4-78　膝关节屈曲90°时，髌骨向下固定

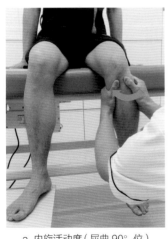
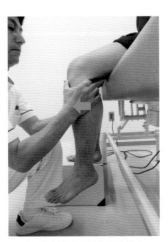
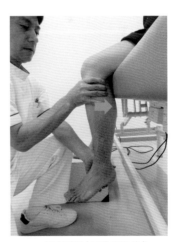

a. 内旋活动度（屈曲90°位）　　　b. 前方引出（屈曲90°位）　　　c. 后方引出（屈曲90°位）

图4-79　膝关节屈曲90°时，小腿的手法治疗

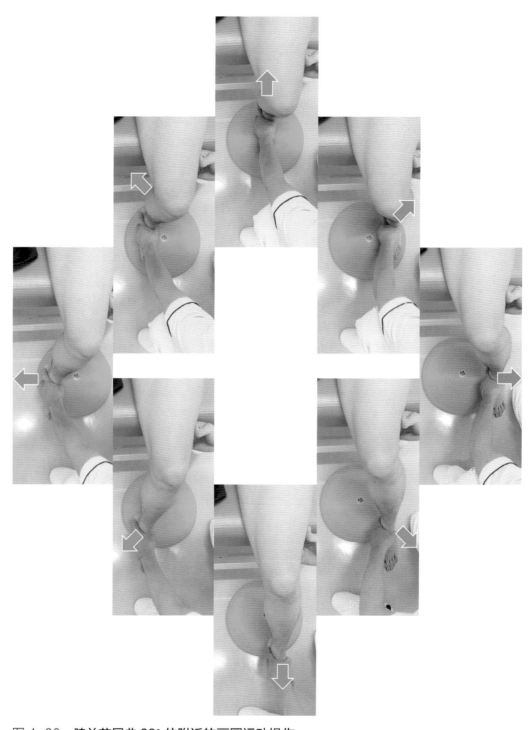

图 4-80　膝关节屈曲 90° 位附近的画圆运动操作

膝周围组织的柔韧性降低和粘连引起的膝关节屈曲受限，通常可以通过牵引小腿来增加活动度和减轻疼痛。但是，在有积液或不规则粘连等情况下，膝关节屈曲时，由于股骨髁部和胫骨的关节面不能很好地配合而出现不稳定。此时，将小腿压在大腿上移动来缓解疼痛，可实现稳定的屈曲运动（图4-81）。根据患者的情况，选择合适的简单的方法。

（3）屈曲130°以上的壁垒

　　膝关节进行130°以上的深度屈曲是主动运动无法完成的。该活动度是要靠被动运动或自重才能达到，相当于蹲坐或跪坐等动作。

　　对于无法超过屈曲130°以上的壁垒的病例，要达到屈曲130°，甚至实现跪坐，几乎都要经过以月为单位的时间的治疗。治疗牵涉多个组织，不是治疗一个组织就能问题解决的。每次的治疗几乎都经过停滞和细微的反复调整，一点点地得到改善。

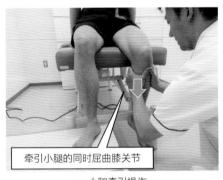

牵引小腿的同时屈曲膝关节

a. 小腿牵引操作

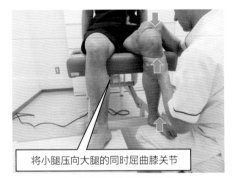

将小腿压向大腿的同时屈曲膝关节

b. 将小腿压向大腿的操作

图4-81　膝关节屈曲90°左右时增加活动度和缓解疼痛的手法治疗

（4）屈曲 130° 壁垒的评估

对于膝关节屈曲不能超过 130° 的病例，评估在最终屈曲位附近（屈曲 130° 位附近）膝关节的周径、小腿内旋角度、小腿前后运动的活动性和肌力（图 4-82）。

膝关节周径的增加（健患侧差异）、小腿内旋的活动度受限、小腿前后运动的活动性降低、深屈曲所需的肌肉的肌力下降，是屈曲无法超过 130° 的病例（深屈曲受限）的特征性表现。要做到跪坐，这些问题必须得到改善。

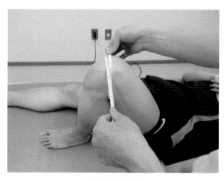

a. 膝关节周径

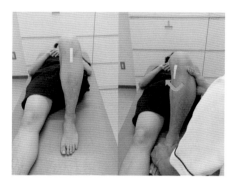

b. 小腿内旋角度

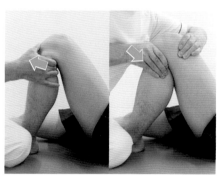

c. 小腿前后运动的活动性

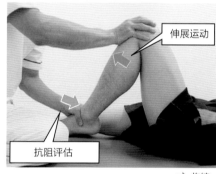

d. 肌力

伸展运动

抗阻评估

➡ 收缩
➡ 操作

图 4-82　膝关节屈曲 130° 位的相关评估

（5）屈曲 130° 壁垒的治疗

治疗的内容包括水肿的干预以及到目前为止所述的所有组织结构的治疗。接下来的治疗重点是，增强深屈曲 130° 以上的膝关节伸展肌的肌力，扩大屈曲的内旋活动度，改善深屈曲活动度所需的肌群的伸展性和滑动性。

① 强化深屈曲位的伸展肌肌力

使用弹力绷带将膝关节固定在深屈曲位，是加强膝关节深屈曲位伸展肌肌力的有效方法（图 4-83）。先进行 3 次主动伸展运动或伸展等长性收缩，然后进行 1 次辅助主动屈曲运动，再持续以上步骤（图 4-84）。不同病例之间会有所差异，一般最初从 5 分钟开始，逐渐延长到 10~15 分钟就会起效。如果出现麻痹或疼痛，应立即取下绷带，调整绷带的松紧度，尽可能反复进行。

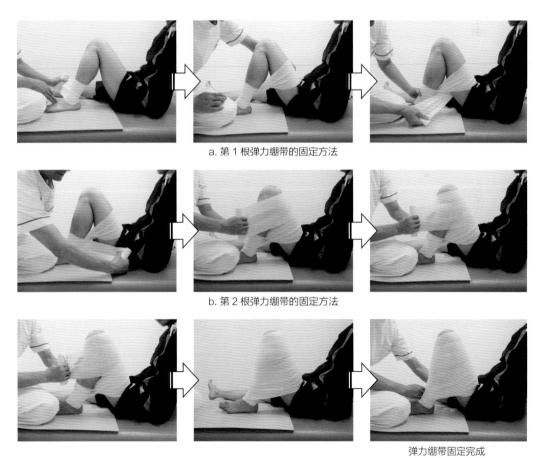

a. 第 1 根弹力绷带的固定方法

b. 第 2 根弹力绷带的固定方法

弹力绷带固定完成

c. 第 3 根弹力绷带的固定方法

图 4-83　弹力绷带的固定方法

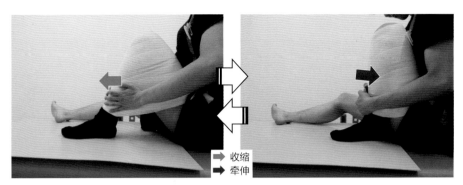

収缩
牵伸

a. 等长收缩引起的伸展　　　　　　　　b. 辅助主动屈曲运动

图 4-84　以获得膝关节深屈曲活动度为目的的弹力绷带固定下的肌力强化训练

　　② 改善屈曲位下的内旋活动度

　　为了改善小腿内旋活动度，在最大屈曲角度处徒手充分引出小腿内旋活动度（图 4-85）。在与健侧对比评估髌骨外侧周围软组织的粘连程度和膝关节屈曲位小腿前后方向的运动性的同时进行这个操作，可逐步改善小腿的内旋活动度。导致小腿内旋受限的常见原因是，构成髌骨近端外侧的髌支持带、髂胫束的粘连，以及交叉韧带的关节内粘连。按照前述方法彻底改善髌支持带、髂胫束的粘连的同时，通过被动内旋，利用前后交叉韧带的关节内韧带的缠结来改善粘连。增加内旋活动度基本上是以被动运动操作为主，但交替进行伴随外旋的组织松弛训练和伴随内旋的组织紧张训练，对于增加活动度也是有效的。

　　③ 改善深屈曲活动度所需的股外侧肌、股内侧肌及股直肌的伸展
　　　性和滑动性

　　为了改善深屈曲活动度所需的股外侧肌、股内侧肌及股直肌的伸展性及滑动性，需要改善股内侧肌向内后方的移动性，以及股中间肌和股外侧肌向外后方的移动性，从而逐渐增加膝关节屈曲角度（图 4-86）。另外，还需要采用适当的组合改善髌上囊和股骨前脂肪垫的远端滑动性、按压牵拉髌骨底近端的髌上脂肪垫（图 4-69）、改善髌下脂肪垫的柔韧性（图 4-71）的复合方法。

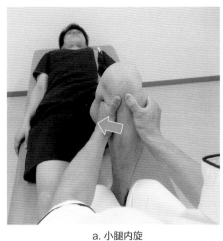 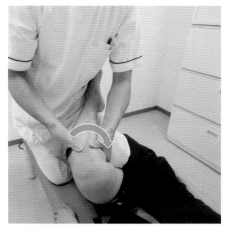

a. 小腿内旋   b. 小腿内旋和膝屈曲

图 4-85 　以获得膝关节深屈曲活动度为目的的小腿内旋活动度训练

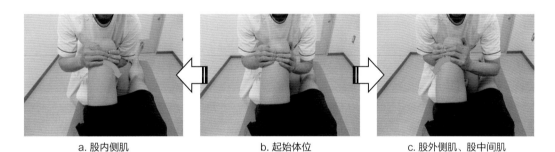

a. 股内侧肌   b. 起始体位   c. 股外侧肌、股中间肌

图 4-86 　改善膝关节深屈曲位相关股外侧肌、股内侧肌及股直肌的移动性的训练

[1] 整形外科リハビリテーション学会:人工膝関節置換術に対する皮膚操作を中心とした可動域訓練.メジカルビュー社.2014, pp136-139.

[2] 整形外科リハビリテーション学会:一般的な人工膝関節全置換術に対する運動療法.メジカルビュー社.2008, pp140-143.

[3] 赤羽根良和:肩関節拘縮の評価と運動療法.運動と医学の出版社.2013, pp82-86.

[4] 林典雄・他:等尺性収縮を用いた肩関節ROM訓練.理学療法学17（5）:485-489, 1990.

[5] 大地陸男:生理学テキスト.文光堂, 1992, pp35-49, 67-68, 73-82.

[6] STANLEY HOPPENFELD（著）野島元雄・他（監訳）:図解 四肢と脊柱の診かた 医歯薬出版株式会社.2011, pp181.

[7] 峰久京子・他:特集 骨・関節疾患のバイオメカニクスと理学療法 膝伸展不全と理学療法.PTジャーナル29（8）:530-535, 1995.

[8] 整形外科リハビリテーション学会（編）膝蓋上包に起因する膝関節拘縮に対する運動療法.関節機能解剖学に基づく整形外科運動療法ナビゲーション 下肢.メジカルビュー社.2014, pp60-63.

[9] 赤羽根良和・他:PCL顆間隆起骨折に対する運動療法の試み.整形外科リハビリテーション研究会誌8（8）:82-85, 2005.

[10] 整形外科リハビリテーション学会:顆間隆起骨折に対する運動療法.メジカルビュー社.2008, pp60-69.

[11] 橋本貴幸・他:膝蓋骨開放骨折後の理学療法～伸展不全（extension lag）に対する運動療法を中心に～.整形外科リハビリテーション学会学会誌12:41-46, 2009.

[12] 橋本貴幸・他:Extension lagの理学療法～lag5°の最終伸展域改善～.整形外科リハビリテーション学会学会誌13:46-50, 2010.

[13] 整形外科リハビリテーション学会（編）:Osgood-Schlatter病に対する運動療法.関節機能解剖学に基づく整形外科運動療法ナビゲーション 下肢.メジカルビュー社.2014, pp108-111.

[14] 整形外科リハビリテーション学会（編）:膝深屈曲可動域制限に対する運動療法.関節機能解剖学に基づく整形外科運動療法ナビゲーション 下肢.メジカルビュー社.2014, pp96-98.

[15] 林典雄:運動療法のための機能解剖学的触診技術 下肢・体幹.第2版.メジカルビュー社.2012, pp151-153.

[16] 林典雄:運動療法のための運動器超音波機能解剖 拘縮治療との接点.第1版.文光堂.2015, pp110-114.

[17] 林典雄:膝関節拘縮に対する運動療法の考え方～膝関節伸展機構との関連を中心に～ The Journal of Clinical Therapy（臨床理学療法研究会）.Vol. 8 :1-11, 2005.

[18] 林典雄:膝関節伸展機構の機能解剖と膝関節拘縮治療への展開.愛知県理学療法士会誌.Vol. 3:8-16, 2004.

[19] 安岡武紀:膝関節筋の肉眼解剖学的観察 - 膝関節筋の形態と中間広筋および膝蓋上包との関係 - 久留米医会誌.74:14-22, 2011.

[20] Stephanie J, et al:Articularis Genus:An Anatomic and MRI Study in Cadabers. J Bone Joint Surg［Am］94:59-69, 2012.

[21] 林典雄・他:膝関節拘縮の観点よりみた内側膝蓋支帯と膝関節包の存在意義について.理学療法学25（2）:184, 1998.

第4章

膝关节屈曲受限的评估和治疗

[22] 林典雄・他：内側広筋における筋線維角の特徴．理学療法学 26（7）:289-293, 1999.

[23] 大田仁史：骨・関節 X 線像の読み方．医歯薬出版株式会社．2002, pp78-81.

[24] 赤羽根良和：肩関節拘縮の評価と運動療法．運動と医学の出版社．2013, pp79-80.

[25] Merican AM. et al. :The structural properties of the lateral retinaculum and capsular complex of the knee. Journal of biomechanics 42. 14:2323-2329, 2009.

[26] Seebacher, J. R. et al. :The structure of the posterolateral aspect of the knee. JBJS 64. 4:536-541, 1982.

[27] 村野勇・他：多発外傷症例の理学療法〜長期的に膝関節機能の改善を認めた一症例．整形外科リハビリテーション学会学会誌 13:108-111, 2010.

[28] 清水喬嗣・他：特集 膝関節拘縮に対する評価と治療−病態の見極めと対処法−膝蓋骨上方支持組織の超音波画像よりみた膝関節拘縮に関する一考察．整形外科リハビリテーション学会学会誌 14:56-59, 2011.

[29] Dye S F. et al. :Conscious neurosensory mapping of the internal structure of the human knee without intraarticular anesthesia. Am J Sports Med 26（6）:773-777, 1998.

[30] 宗田大：膝痛 知る診る治す，メジカルビュー社．2007, pp4, 89.

[31] 宗田大：Anterior Knee Pain に対する保存療法．整形・災害 53（10）:1153-1160, 2010.

[32] Merican AM, et al:Anatomy of the lateral retinaculum of the knee. J Bone Joint Surg 90-B:527-734, 2008.

[33] 猪田茂生・他：特集 膝関節拘縮に対する評価と治療 - 病態の見極めと対処法 - 膝蓋下脂肪体および膝蓋支帯の機能解剖と拘縮に対する評価・治療．整形外科リハビリテーション学会学会誌 14:52-55, 2011.

[34] 八木茂典：Anterior knee painに対する機能解剖学的運動療法．整形外科リハビリテーション学会学会誌 13:31-36, 2010.

[35] 浅野昭裕・他：膝関節機能障害に対する弱抵抗運動の効果について．第 8 回東海北陸地区理学療法士学会．p29-30.

[36] 林典雄：膝窩部痛に対する考え方と運動療法への展開．理学療法兵庫．No13:23-30, 2007.

[37] 橋本貴幸・他：膝関節他動屈曲時の膝窩部痛に対する運動療法について−変形性膝関節症例を対象として−整形外科リハビリテーション研究会誌（現：整形外科リハビリテーション）．vol. 7:124-126, 2004.

[38] 中宿伸哉・他：関節鏡下半月板切除術後の特異的所見について．第 17 回東海北陸理学療法士学会誌，56, 2001.

[39] 大西秀明・他：膝関節および下腿内旋運動時における膝窩筋の活動．第 35 回日本理学療法士学会誌 454:227.

[40] 橋本貴幸・他：膝関節伸展拘縮に伴う深屈曲可動域制限の特異的所見と理学療法．理学療法学 32. supple-2, 1:183-183, 2005.

[41] 三浦真弘・他：腸脛靭帯遠位部の線維構築と大腿−膝外側支持機構との関連性について．第 10 回臨床解剖研究会記録．20-21, 2006.

第 **4** 章

膝关节屈曲受限的评估和治疗

第5章
膝关节伸展受限的评估和治疗

1. 膝关节伸展受限的主要原因

为有效改善膝关节伸展受限，需要重点评估在关节可活动范围内运动所引起的疼痛和抵抗感产生的原因，同时将手术的相关信息考虑在内，从而制订综合治疗方案。笔者将膝关节伸展受限的主要原因分为以下 3 种，并根据这些原因采取相应的运动治疗。

- 由后方及侧方支持组织的粘连或短缩引起。
- 由包括半月板在内的前方组织的碰撞引起。
- 由关节内压和肌肉内压升高伴随的疼痛引起。

膝关节伸展受限不仅会导致站立、行走时的支撑性下降，伴随着作用于髌股关节的应力增大、侧副韧带松弛，还会诱发疼痛。另外，随着年龄的增长，大部分老年人的膝关节会出现伸展受限，并且逐渐加重，这对躯干和髋关节的力线对线的不良影响很大。从这一点来看，对于膝关节伸展受限进行的运动治疗有助于提高生活质量。

2. 膝关节伸展受限的危害

（1）对膝关节伸展肌力的影响

根据膝关节外伤的严重程度、术后的制动时间、有无术后并发症，膝关节伸展受限的程度也不同。为了保证行走的稳定性，无论在哪个时期进行运动治疗，都必须牢记"通过主动运动充分伸展膝关节"。不能主动运动到膝关节伸展范围的末端，意味着不能达到正常的股四头肌的向心收缩距离（图5-1）。没有达到股四头肌的向心收缩距离，也会对之后的屈曲受限产生影响。另外，伸肌恢复的延迟将会延迟动态支撑能力，导致以步行为中心的各种动作改善的延迟。

今屋等学者的一项研究，针对前交叉韧带重建术术后的病例，通过对比俯卧位时两足的足跟高度差异（heel height difference，HHD），以评估膝关节伸展受限的 HHD 与伸肌恢复的关系。结果显示，比较 HHD 无差异组和伸展受限组（HHD >1.5 横指）的肌力，伸展受限组在 60°/s 伸肌力量时肌力约下降 10%。另外，伸展受限组在术后 8 个月时，健、患侧肌力比未达到 80%。也就是说，伸展受限会影响肌肉力量的恢复。

第 5 章

膝关节伸展受限的评估和治疗

144

（2）对侧方稳定性的影响和疼痛的问题

　　膝关节伸展受限时，侧副韧带处于松弛状态，达不到正常时的紧张程度。也就是说，当膝关节伸展受限时，由于步行周期中足底触地到站立中期的缺失，伴随负重会产生侧方移动（推力）（图5-2）。由侧方移动引起软组织疼痛、半月板半脱位会加剧膝关节的疼痛、滑膜炎及形变等次要问题。

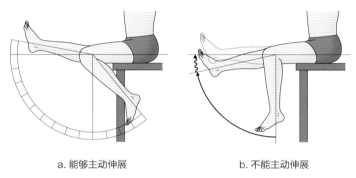

a. 能够主动伸展　　　　　　　b. 不能主动伸展

图 5-1　膝关节伸展受限对伸展肌力的影响

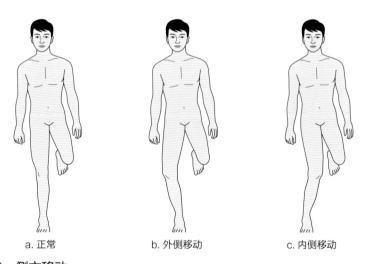

a. 正常　　　　　　　b. 外侧移动　　　　　　　c. 内侧移动

图 5-2　侧方移动

（3）对其他关节（髋关节、足部关节）的影响

膝关节伸展受限对相邻关节造成两种影响：一种是髋关节屈曲代偿，另一种是骨盆后倾伴随胸腰椎后倾代偿。对于足部关节，有采取伴随小腿前倾的踝背屈代偿，也有采取补正腿长差的踝跖屈代偿（图5-3）。

如果长期保持相邻关节代偿的体位，会导致髋关节、足部关节、躯干、头部对线不良，以及产生以步行为首的诸多动作困难及疼痛。除此之外，还有机能性腿长差呈现下沉性步行（躯干侧屈）的问题，甚至反复出现腰痛发作的问题。

（4）对步行动作的影响

膝关节在步行动作中有双膝作用（double knee action）。在一个步行周期中重复进行2次屈伸运动。这种双膝作用是为了防止冲击和调整重心点垂直移动的幅度。膝关节伸展受限后，由于这些作用的消失而出现跛行。此外，股四头肌强制进行过度的肌肉活动并同时进行反复的离心收缩，容易产生疲劳，最终导致很难进行长时间的行走。

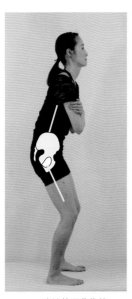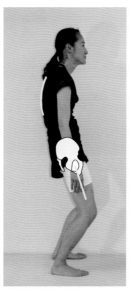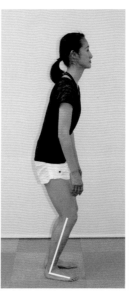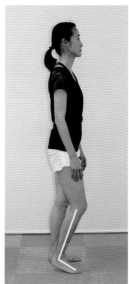

a. 髋关节屈曲代偿　　b. 骨盆后倾、胸腰椎后倾代偿　　c. 小腿前倾、踝关节背屈代偿　　d. 踝关节跖屈代偿

图5-3　膝关节伸展受限对相邻关节的影响

3. 膝关节伸展活动度的测定方法

本节内容将主要介绍 3 种膝关节伸展活动度的测定方法。测量应在床上或者地板上进行，当下肢接触面是较柔软的材料时，应注意由于肢体陷入接触面导致的伸展受限。

（1）利用关节角度尺的测量方法

测量大腿骨骼（大转子与股骨外侧髁连线）和小腿骨骼（腓骨头与外踝中点连线）之间的成角角度（图 5-4）。由于使用关节角度尺的方法较为简便，所以这是测量伸展活动度最常用的方法。

然而，对于膝关节来说，小腿骨骼在屈伸运动时会相对股骨发生向前方或后方的位移，而且由于膝关节可以发生过伸，因此掌握正确的测量方法很重要。另外，应掌握大转子和股骨外侧髁的体表定位，否则会降低测量结果的可信度。

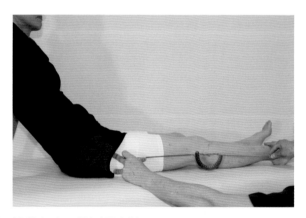

图 5-4　利用关节角度尺的测量方法

测量大腿骨骼（大转子与股骨外侧髁连线）和小腿骨骼（腓骨头与外踝中点连线）之间的成角角度

（2）基于 HHD 的测量方法

HHD 是通过测量两足足跟的高度差异来判断膝关节伸展活动度受限的一种方法。以俯卧位作为髋关节旋转的中立位。膝关节以上部分置于床上，小腿伸出床端，两侧的踝关节背屈进行测量（图 5-5）。采用俯卧位，可以减少代偿，是能够正确诊断受限的好方法。但当两侧均出现受限的情况时，这个方法则无法使用，因此有必要进行个体评估。

（3）站立位负重下的测量方法

站立位负重下的伸展活动度评估是在立位姿势下身体背面靠墙进行的，臀部和足跟同时接触墙壁，测量膝关节后侧与墙壁之间的距离。比较安静状态下和被动伸展状态下的测量结果是很重要的（图 5-6）。该方法的优点是能够反映负重位情况，但是对于伴有膝关节过伸的病例则无法使用。

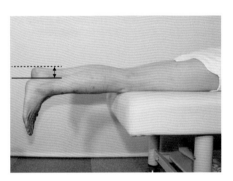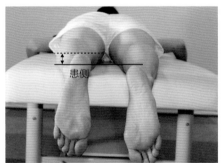

图 5-5　足跟高度差异（伸展受限的病例）

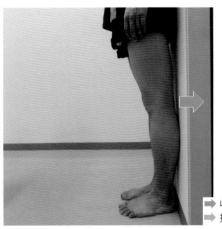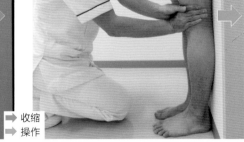

a. 站立位安静状态　　　　　　　　b. 站立位被动伸展

图 5-6　站立位负重下膝关节伸展活动度的测量方法

4. 皮肤和皮下组织的评估与治疗

皮肤、皮下组织的损伤和手术造成的膝关节前后侧损伤均可对伸展活动度产生影响，但是对膝关节后侧的影响更大。本节针对膝关节后侧皮肤和皮下组织的评估和治疗进行讲解。

因为膝关节后侧有很多血管及神经分布，所以很少将其作为手术切口面。但是，在肿瘤切除、开放性骨折或后交叉韧带（PCL）损伤等病例需要从膝关节后面进行手术的情况下，则会进行后方侵入性操作。在膝关节后侧进行的手术中，为了预防皮肤紧缩多采用曲柄状切口（图 5-7）。

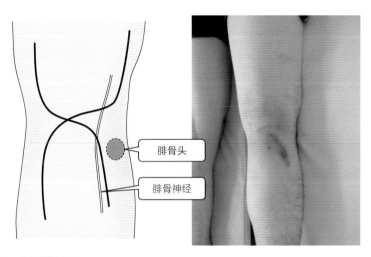

腓骨头

腓骨神经

图 5-7　曲柄状切口

（1）皮肤和皮下组织的评估

① 创面皮肤移动性的评估

大腿后侧皮肤在膝关节屈曲时处于松弛状态，在膝关节伸展时则处于紧张状态。因此，为了评估皮肤和皮下组织的移动性，可采用以下方法。

在屈曲位时，捏住或拉紧创面，向上、向下、向内侧及外侧方向滑动（图 5-8）。

由于伸展位很难捏住皮肤，所以将膝关节后侧的创面从两端牵拉，或在压迫的情况下向上、向下、向内侧、向外侧方向滑动（图 5-9）。评估的指标可通过对比患者的健侧和手术侧同一部位的差异来确认。

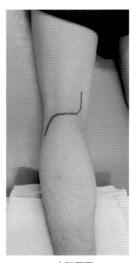 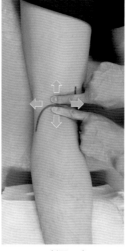 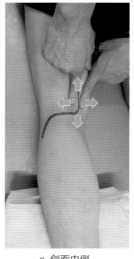 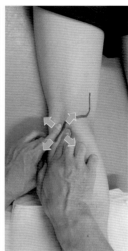

a. 大腿后面 　　　　　b. 创面正中 　　　　　c. 创面内侧 　　　　　d. 创面外侧

图 5-8　膝关节屈曲位的创面皮肤移动性评估

　　捏住或拉紧创面，向上、向下、向内侧及向外侧方向滑动

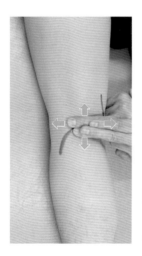

图 5-9　膝关节伸展位的创面皮肤移动性评估

　　从创面两端牵拉，或在压迫的情况下向上、向下、向内侧、向外侧方向滑动

② 皮肤移动性和关节活动度的相关性的评估

评估膝关节伸展受限是否与皮肤的延展性和粘连有关，是通过观察在膝关节伸展时皮肤移动性来确认的。首先进行皮肤移动来评估皮下组织的滑动情况（图 5-10）。然后，将手掌面压向皮肤深部，评估伴随内、外侧腘绳肌收缩和伸展时肌筋膜的移动情况，同时评估关节的运动情况（图 5-11）。若在进行这些评估项目后还不能确认伸展受限的原因，则皮肤、皮下组织很有可能有粘连。另外，当出现仅进行皮肤移动性的操作就能增大关节活动度和减轻伸展疼痛时，皮肤、皮下组织有粘连的可能性也很高（图 5-12）。

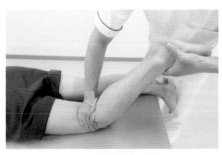

　　a. 开始体位　　　　　　　　　　　　　b. 评估皮肤移动性

图 5-10　皮肤移动性和关节活动度的相关性的评估（1）

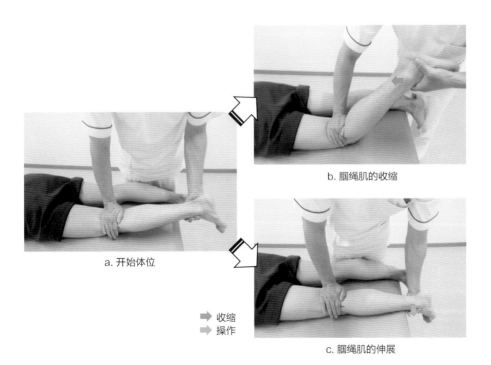

b. 腘绳肌的收缩

a. 开始体位

➡ 收缩
➡ 操作

c. 腘绳肌的伸展

图 5-11　皮肤移动性和关节活动度的相关性的评估（2）

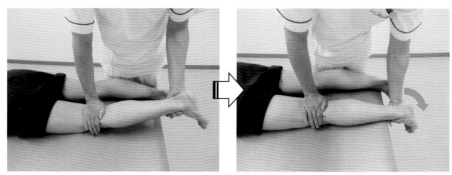

a. 开始体位　　　　　　　　　b. 评估皮肤移动性

图 5-12　皮肤移动性和关节可活动度的相关性的评估（3）

（2）皮肤和皮下组织的治疗

① 肿胀、水肿的干预

长期的皮肤和皮下组织的肿胀、水肿，由于皮肤延展性降低和皮下组织肿胀并伴随纤维化，进而引起关节活动度的减小。因此，应进行以加压为重点的肿胀、水肿干预，防止关节活动度降低。然后评估肿胀与活动度的相关情况（参见第 3 章图 3-13）。

② 皮下组织的滑动

对于外伤创面和手术创面的皮肤和皮下组织的治疗，为防止在屈曲位时创面损伤，应在捏住、牵拉的基础上进行运动（图 5-8），考虑到皮肤的创伤愈合过程，术后 10 天至 2 周内在保护创面的基础上进行数次维持性的介入治疗非常重要。

针对创面的治疗，将创面全长依次按照创面上方、中央和下方进行区分，将创面捏住，牵拉皮肤在可活动范围内进行向上、向下、向内侧、向外侧滑动（图 5-8）。在伸展位时，从创面两端进行牵拉，在加压的情况下向上、向下、向内侧、向外侧方向滑动（图 5-9）。

在关节运动的情况下，治疗师用手掌或手指按压住皮肤面进行移动。由此，通过膝关节屈曲运动促进腘绳肌的收缩，以及踝关节跖屈运动促进小腿三头肌的收缩，使皮下组织和肌腹在两者之间的空隙滑动。在这个方法中，伴随肌肉收缩，肌腹向近侧移动，皮肤会向与肌腹移动方向相反的远侧移动（图 5-13）。另外，膝关节被动伸展促进腘绳肌的伸展和踝关节背屈促进小腿三头肌的伸展，使皮下组织和肌腹之间的空隙的滑动性得到改善。在这个方法中，伴随肌肉的伸展，肌腹向远侧移动，皮肤会向与肌腹的移动方向相反的近侧移动（图 5-14）。

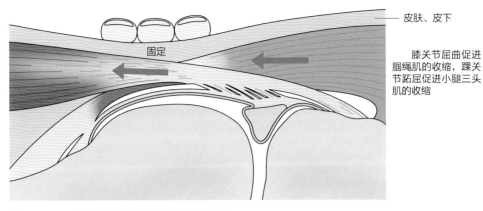

皮肤、皮下

固定

膝关节屈曲促进
腘绳肌的收缩，踝关
节跖屈促进小腿三头
肌的收缩

图 5-13 关节运动改善皮下粘连（1）

利用肌肉向近侧方向移动

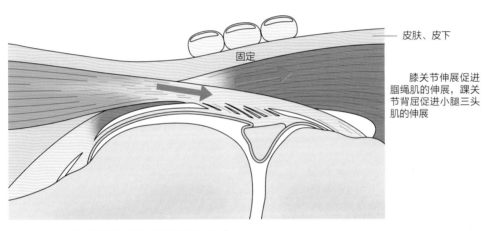

皮肤、皮下

固定

膝关节伸展促进
腘绳肌的伸展，踝关
节背屈促进小腿三头
肌的伸展

图 5-14 关节运动改善皮下粘连（2）

利用肌肉向远侧方向移动

（1）肌肉的评估

造成膝关节伸展受限的肌肉包括腘肌、股二头肌短头、股二头肌长头、半膜肌、缝匠肌、股薄肌、半腱肌，以及大腿部的肌筋膜。对于这些肌肉的评估，要将单关节肌和双关节肌分开来进行。

① 单关节肌的评估

单关节肌包括腘肌和股二头肌短头，要在不受双关节肌影响的髋关节中立位或者伸展位下，对其活动度进行评估（图5-15）。当髋关节处于中间位出现膝关节伸展受限时，需对个别怀疑有伸展受限的单关节肌进行鉴别。

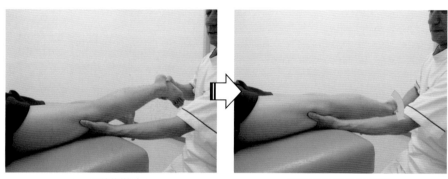

开始体位　　　　　　　　　　　　　膝关节伸展活动度的评估

a. 髋关节中立位

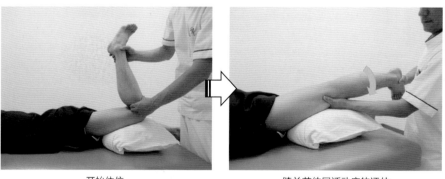

开始体位　　　　　　　　　　　　　膝关节伸展活动度的评估

b. 髋关节伸展位

图5-15　单关节肌导致活动受限的评估（1）

腘肌

腘肌在大腿外旋时紧张，比较大腿内旋位和外旋位时的膝关节伸展活动度的差异（图5-16）。此时，如果内旋伸展时疼痛有所减轻，则考虑腘肌是造成膝关节伸展受限的原因。此外，治疗师可将腘肌的肌腹向近端牵引，以评估其能否减轻伸展的疼痛及增大活动度（图5-17）。

股二头肌短头

评估股二头肌短头时，使髋关节处于伸展位、股二头肌长头处于放松位，观察膝关节伸展是否受限（图5-15）。此外，大腿内旋时股二头肌紧张，比较大腿内旋位及外旋位时的膝关节伸展活动度的差异（图5-16）。最后，将股二头肌短头的肌腹向远端牵拉，确认其能否减轻伸展时的疼痛及增大活动度（图5-18）。

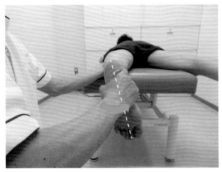
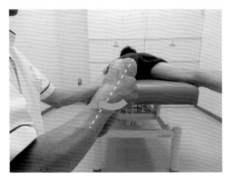

a. 大腿内旋时膝关节伸展活动度的评估　　　　b. 大腿外旋时膝关节伸展活动度的评估

图5-16　单关节肌导致活动受限的评估（2）

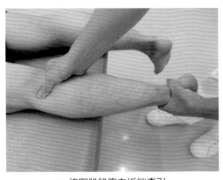
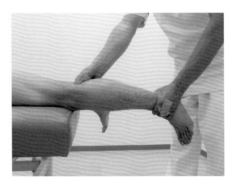

a. 将腘肌肌腹向近端牵引　　　　b. 确认伸展活动度是否增大

图5-17　腘肌导致活动受限的评估

② 双关节肌的评估

半膜肌

与膝关节屈曲有关的双关节肌中，最重要的便是半膜肌。半膜肌以扁薄腱膜起于坐骨结节，远端止于胫骨内侧髁后部（包括胫骨内侧、腘斜韧带、内侧副韧带、髌骨后方关节囊、腘肌肌膜以及内侧半月板后缘等），与膝关节伸展受限有关。

半膜肌的腱膜结构像一只张开的手掌，将胫骨内髁、胫骨平台后内侧角包裹起来，对膝关节后内侧的稳定起重要作用。这个部位在伸展时会进行功能性变形，以容纳伸展时胫骨内侧髁向后方突出。除此之外，由于半膜肌肌腱向腘韧带和腘肌筋膜走行，因此，如果半膜肌远端发生硬化会继发导致这些组织的紧张度增加。另外，在胫骨内侧髁后侧的半膜肌肌腱沟处，肌腱与骨沟之间有滑囊，因该处的滑囊炎及其附着部病变导致的粘连多是引发膝关节伸展受限的因素。同时，小腿三头肌内侧头和半膜肌肌腱之间是随着膝关节伸展产生形变的部位，因此，这个部位的滑动障碍也是引发伸展受限的因素之一（图5-19）。

也就是说，根据其解剖学特性，半膜肌是与膝关节伸展受限相关性最强的肌肉之一。

半膜肌的评估要在俯卧位进行。将健侧和患侧的膝关节弯曲到相同的程度，比较两侧半膜肌肌腹的柔韧性。接着，将通过胫骨内侧髁后方的半膜肌连同肌腹向内侧被动滑动，比较两侧滑动量、抵抗感（图5-20a）。然后，用手指沿着半膜肌肌腱通过的肌腱沟进行检查，比较两侧肌腱向内侧移动的抵抗感（图5-20b）。

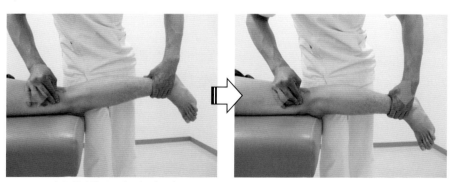

a. 向远端牵拉股二头肌短头肌腹　　　　　　b. 确认伸展活动度的改善情况

图5-18　股二头肌短头导致活动受限的评估

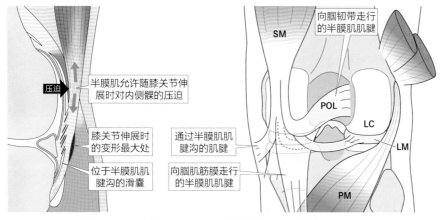

SM—半膜肌；POL—后斜韧带；LC—股骨外侧髁；LM—外侧半月板；PM—腘肌

图 5-19　半膜肌止点的解剖学特征

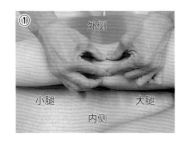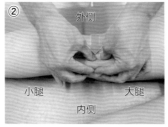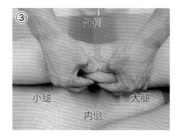

a. 伸展位的评估

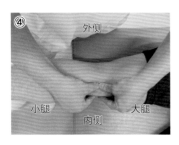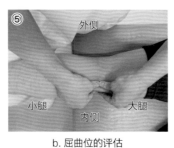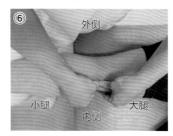

b. 屈曲位的评估

图 5-20　半膜肌的评估

接下来讲解对鹅足肌群（缝匠肌、股薄肌、半腱肌）的评估方法。对鹅足肌群的评估可与对鹅足肌群和各肌肉止点附近压痛的鉴别同时进行。考虑到各肌肉的走行，对于鹅足肌群的鉴别可以采用选择性地伸展各个肌肉的方法。

在有选择性地伸展附着在鹅足上的肌肉时，抓握目标肌肉的同时将肌腹向远端方向牵拉，并确认伸展时有无疼痛减轻，以及活动度扩大。这样就可以单独评估缝匠肌、股薄肌及半膜肌是否与伸展受限有关。

缝匠肌

缝匠肌的评估应在侧卧位下进行。检查侧的下肢处于上方，将非检查侧的下肢置于床面并使其处于屈曲位，被检查者双手抱住非检查侧的膝关节，骨盆保持后倾位。使检查侧的髋关节伸展、内收、内旋，最后通过伸展膝关节来增加肌肉延展性。确认是否可诱发疼痛，以及在髋关节伸展、内收、内旋范围相对减少的体位时膝关节伸展是否受限。如果诱发疼痛或者出现膝关节活动受限的情况，就可以确认缝匠肌与膝关节伸展受限有关。这个检查体位是使半腱肌及股薄肌松弛的体位，此时在鹅足肌群中只有缝匠肌能够伸展。见图 5-21。

股薄肌

股薄肌的评估应在仰卧位下进行。在膝关节屈曲、髋关节伸展位时最大限度地外展检查侧的下肢，最后通过伸展膝关节来增加肌肉延展性。确认是否可诱发疼痛，以及在髋关节内收、外展中间位时膝关节伸展是否受限。如果诱发疼痛或者出现膝关节活动受限的情况，就可以判断股薄肌与膝关节伸展受限有关。这个检查体位是使半腱肌及缝匠肌松弛的体位，此时在鹅足肌群中只有股薄肌能够伸展。见图 5-22。

半腱肌

半腱肌的评估应在仰卧位下进行。使髋关节处于屈曲内收位，最后通过伸展膝关节来增加肌肉延展性。确认是否可诱发疼痛，以及在髋关节屈曲范围相对减少的体位时膝关节伸展是否受限（图 5-23）。如果诱发疼痛或者出现膝关节活动受限的情况，就可以判断半腱肌与膝关节伸展受限有关。这个检查体位是使缝匠肌及股薄肌松弛的体位，此时在鹅足肌群中只有半腱肌能够伸展。这个评估可能会引起疼痛，但是临床经验显示引起膝关节伸展受限的情况很少。发生这种情况的原因是在很多病例中存在半膜肌的影响。

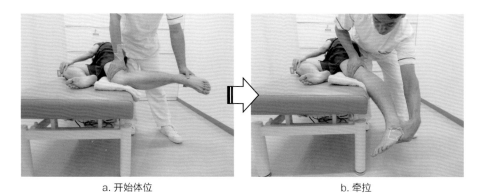

a. 开始体位　　　　　　　　　　　　b. 牵拉

图 5-21　鹅足肌群（缝匠肌）的评估

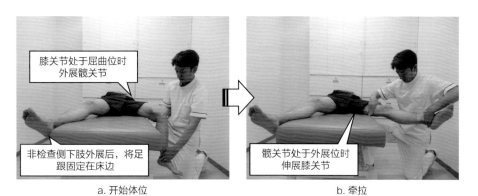

膝关节处于屈曲位时外展髋关节

非检查侧下肢外展后，将足跟固定在床边

髋关节处于外展位时伸展膝关节

a. 开始体位　　　　　　　　　　　　b. 牵拉

图 5-22　鹅足肌群（股薄肌）的评估

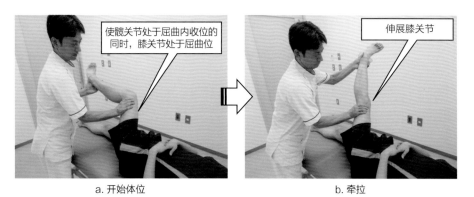

使髋关节处于屈曲内收位的同时，膝关节处于屈曲位

伸展膝关节

a. 开始体位　　　　　　　　　　　　b. 牵拉

图 5-23　鹅足肌群（半腱肌）的评估

（2）肌肉的治疗

作为膝关节伸展的限制因素，单关节肌和双关节肌均对膝关节的伸展有很大影响，因此这两者基本均是治疗的主要对象。治疗包括实施单独的肌肉收缩训练，以及利用神经突触抑制，对粘连部位进行放松和剥离。然后确认进行以上操作之后的活动度和疼痛的变化。以前文所述的评估为基础，将治疗的目标肌肉按照优先顺序进行排序。

① 单关节肌的治疗

腘肌的手法牵伸治疗

采取俯卧位，将膝关节屈曲90°，使小腿反复进行内旋辅助主动运动，使腘肌紧张得到缓解。对于无法采取俯卧位的病例，也可以使用仰卧位下髋关节屈曲位。然后，在膝关节外旋的状态下进行伸展，从而牵拉腘肌。见图5-24。

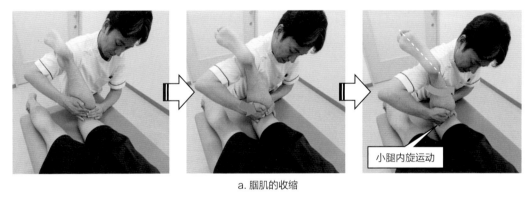

a. 腘肌的收缩

小腿内旋运动

b. 腘肌的牵拉

利用小腿外旋和膝关节伸展进行牵拉

➡ 收缩
➡ 操作
➡ 伸展

图5-24　与膝关节伸展受限有关的肌肉（腘肌）的手法治疗

股二头肌短头的手法牵伸治疗

对于股二头肌短头的治疗，要在髋关节伸展位、腿部肌肉放松的体位下进行。反复进行膝关节的屈曲辅助主动运动，使股二头肌短头紧张得到缓解。除此之外，还可以在股骨后方紧紧握住股二头肌短头，使其在股骨附着部位附近冠状面上的侧方滑动，通过 Ib 抑制来缓解紧张。然后，在膝关节内旋的状态下伸展股二头肌短头。见图 5-25。

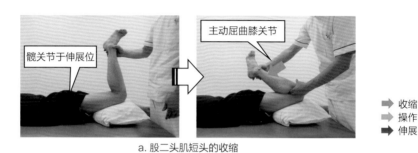

a. 股二头肌短头的收缩

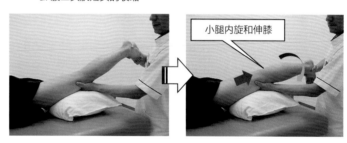

b. 髋关节伸展位下股二头肌短头的伸展

图 5-25　与膝关节伸展受限有关的肌肉（股二头肌短头）的手法治疗

② 双关节肌的治疗

半膜肌的手法牵伸治疗

对于半膜肌的手法牵伸治疗，可以采取以下两种方式：一种是在坐位下使膝关节屈曲90°，另一种是在俯卧位下使膝关节轻度屈曲。之后反复进行将胫骨内侧髁向后方牵拉的屈曲运动，从而使半膜肌的紧张得到缓解（图5-26）。在此基础上再进行股骨内侧髁后方的Ib抑制，以及改善半膜肌肌腱沟部位粘连的操作。

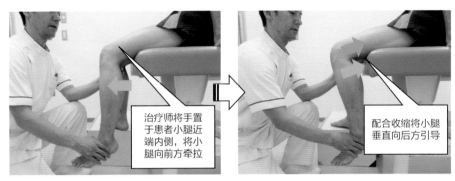

治疗师将手置于患者小腿近端内侧，将小腿向前方牵拉

配合收缩将小腿垂直向后方引导

a. 坐位下的半膜肌收缩

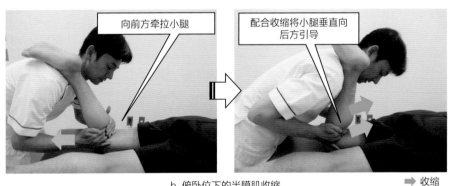

向前方牵拉小腿

配合收缩将小腿垂直向后方引导

b. 俯卧位下的半膜肌收缩

➡ 收缩
➡ 操作

图 5-26　双关节肌（半膜肌）的手法治疗

正如前面内容阐述的股骨内侧髁后方的 Ib 抑制的操作，就是用手掌近端握住位于股骨内侧髁后方的半膜肌，并向内侧压迫肌腹。在压迫肌腹的同时，被动伸展膝关节，使肌腱向远端移动，从而使肌腱的移行部得到伸展。这样随着紧张度的降低，向内侧挤压时的移动范围也将扩大。

改善半膜肌肌腱沟部位粘连的手法治疗，是在筋膜十分紧张的基础上进行的。这里也如前文评估部分所说明的那样，手指沿着半膜肌肌腱，在膝关节进行被动伸展的同时将肌腱向内侧挤压。通过调整手指的力量控制挤压过程中的疼痛，同时缓慢地外旋胫骨，从而辅助肌腱移动。见图 5-27。

对于鹅足肌群，各肌肉的牵伸治疗方法即为前面介绍的双关节肌评估技术中涉及的方法。

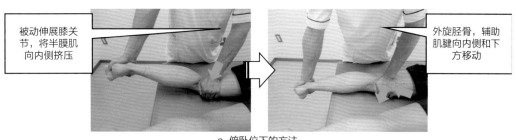

a. 俯卧位下的方法

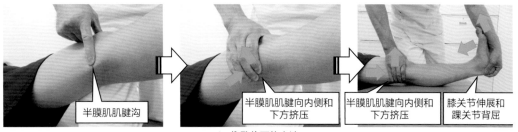

b. 仰卧位下的方法

图 5-27　改善半膜肌肌腱沟部位的粘连

缝匠肌的手法牵伸治疗

通过反复进行髋关节的屈曲、外展、外旋运动和膝关节的屈曲运动,以及充分的肌肉收缩,来提高缝匠肌的柔韧性。在这之后再进行针对缝匠肌的牵伸治疗效果较好。见图 5-28。

股薄肌的手法牵伸治疗

膝关节处于伸展位,反复进行髋关节内收运动之后,再进行针对股薄肌的牵伸治疗效果较好(图 5-29)。

半腱肌的手法牵伸治疗

髋关节处于屈曲位,反复进行膝关节的屈曲运动以及小腿的内旋运动之后,再实施针对半腱肌的牵伸治疗效果较好(图 5-30)。

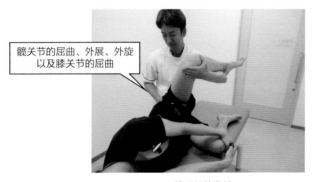

髋关节的屈曲、外展、外旋以及膝关节的屈曲

a. 缝匠肌的收缩

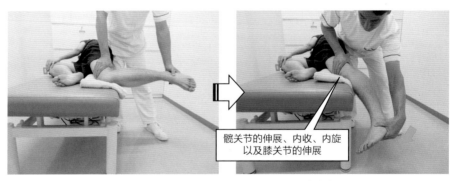

b. 牵伸治疗的开始体位

髋关节的伸展、内收、内旋以及膝关节的伸展

c. 牵伸治疗时的体位

图 5-28 缝匠肌的牵伸治疗

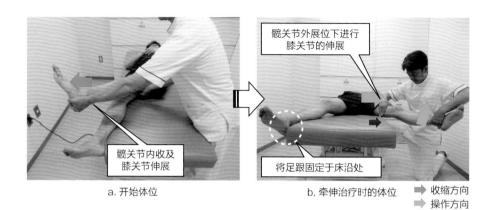

a. 开始体位

髋关节内收及
膝关节伸展

髋关节外展位下进行
膝关节的伸展

将足跟固定于床沿处

b. 牵伸治疗时的体位

➡ 收缩方向
➡ 操作方向
➡ 伸展方向

图 5-29　股薄肌的牵伸治疗

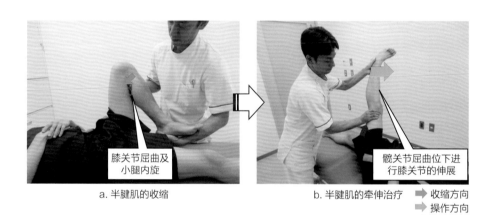

膝关节屈曲及
小腿内旋

a. 半腱肌的收缩

髋关节屈曲位下进
行膝关节的伸展

b. 半腱肌的牵伸治疗

➡ 收缩方向
➡ 操作方向
➡ 伸展方向

图 5-30　半腱肌的牵伸治疗

6. 韧带的评估与治疗

（1）外侧副韧带的评估

关节后外侧支撑结构（posterolateral structures，PLS）是外侧副韧带（lateral collateral ligament，LCL）、腘肌肌腱复合体、豆腓韧带、弓状腘窝韧带及后外侧关节囊的总称（参见第 2 章图 2-47、2-51）。它是小腿后外侧旋转的稳定性结构。

判断 LCL 是否对膝关节伸展受限有影响，基本上是通过膝关节被动伸展使 LCL 紧张，并对其紧张度进行触诊来实现的（图 5-31）。从膝关节屈曲位开始进行伸展时，LCL 会使股骨外侧髁向前方移动，根据角度的不同，触诊点也会发生变化。

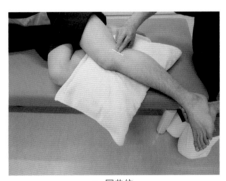
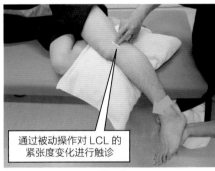

通过被动操作对 LCL 的
紧张度变化进行触诊

a. 屈曲位　　　　　　　　　b. 伸展位

图 5-31　膝关节伸展受限时的 LCL 的评估（1）

第 5 章　膝关节伸展受限的评估和治疗

与膝关节伸展受限有关的主要原因有 LCL 自身的粘连和 LCL 与骨骼的粘连。若存在 LCL 与股骨粘连，则能够触诊到 LCL 近端高度紧张。若 LCL 从胫骨髁部到腓骨头之间有粘连时，则可以触诊到 LCL 远端高度紧张。

LCL 在膝关节伸展位的紧张度高于屈曲位的紧张度（图 5-33a），小腿内收时的紧张度高于外展时的紧张度（图 5-33b），小腿外旋时的紧张度高于内旋时的紧张度（图 5-33c）。在理解这一点的基础上，再从伸展、内收、外展和内旋、外旋的角度观察 LCL 的压痛的变化，然后进行详细的评估。

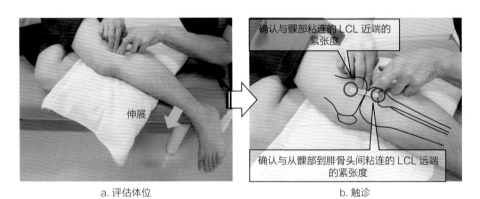

a. 评估体位　　　　　　　　b. 触诊

图 5-32　膝关节伸展受限时的 LCL 的评估（2）

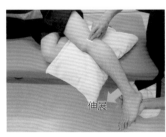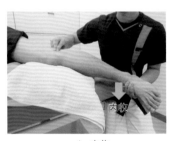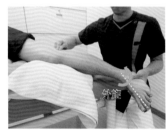

a. 伸展　　　　　　　b. 内收　　　　　　　c. 外旋

图 5-33　膝关节伸展受限时的 LCL 的评估（3）

（2）外侧副韧带的治疗

对于 LCL 挛缩的治疗可以归纳为以下两种，第一种是针对 LCL 自身粘连导致其延展性下降的治疗，第二种是针对 LCL 与骨骼粘连的治疗。下面对这两种方法逐一讲解。

① 改善外侧副韧带自身的延展性

LCL 的延展性治疗，需要展开折叠式结构[1]，对其进行反复的伸展和放松，想象使其恢复至挛缩前的长度。在膝关节屈曲角度变化的同时，反复向小腿施加内收和外旋方向的负荷。在施加内收和外旋方向的负荷使其紧张之后，充分外展与内旋小腿，使 LCL 得到切实的放松。见图 5-34。

② 剥离外侧副韧带与骨骼之间的粘连

LCL 与骨骼间粘连的治疗，需要剥离从外侧髁上部到腓骨头之间的妨碍关节运动的粘连部分。具体方法是在粘连部位、骨与韧带之间紧张角度的前后进行小幅度的膝关节屈伸运动，从而使粘连部分剥离。此时，对小腿进行适当的外展、内旋，不仅能够缓解 LCL 的紧张，还可以很好地控制其紧张度，同时使 LCL 与骨骼之间产生剪切力。见图 5-35。

（3）豆腓韧带的评估

判断豆腓韧带（FFL）是否与膝关节伸展受限有关，基本上是以 FFL 的触诊为中心来进行的。将膝关节伸展、小腿外旋，从而使 FFL 紧张，同时观察 FFL 与腓骨附着部位的压痛变化情况。见图 5-36。

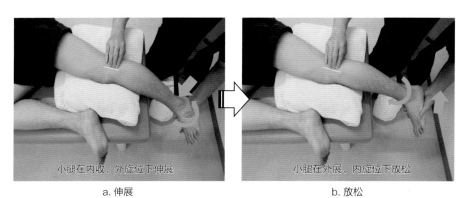

小腿在内收、外旋位下伸展　　　　　　小腿在外展、内旋位下放松

　　　a. 伸展　　　　　　　　　　　　　　b. 放松

图 5-34　膝关节伸展受限时的 LCL 的治疗（1）（改善外侧副韧带自身延展性）

---

[1] 折叠式结构是指由纸、布、塑料、金属等表面无膜的板状材料制作而成的形状为山折、谷折的折叠结构。——编者注

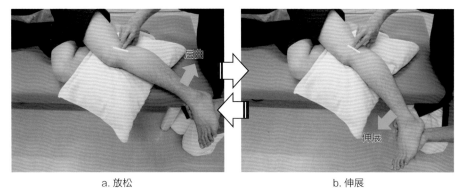

a. 放松　　　　　　　　　　b. 伸展

图 5-35　膝关节伸展受限时的 LCL 的治疗（2）（剥离外侧副韧带与骨骼的粘连）

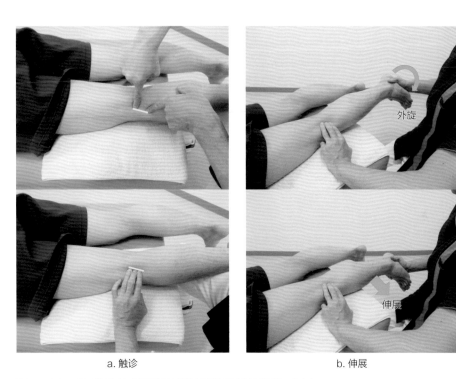

a. 触诊　　　　　　　　　　b. 伸展

图 5-36　膝关节伸展受限时的豆腓韧带的评估（1）

详细评估压痛程度如何随着伸展角度的变化而变化，是否随着小腿的内、外旋而变化，以及韧带纤维和两端附着部位的紧张度与疼痛情况。见图5-37。

（4）豆腓韧带的治疗

　　对FFL的治疗，主要是针对FFL自身粘连引起的延展性下降来进行操作。使FFL的折叠式结构展开的要领是对FFL反复进行伸展和放松。在减少膝关节屈曲角度的同时，反复对小腿施加内收和外旋方向的负荷。在对内收和外旋方向施加负荷使其紧张后，充分外展、内旋和屈曲小腿，使FFL得到切实的放松。见图5-38。

（5）内侧副韧带的评估

　　内侧副韧带（MCL），特别是深层纤维（POL）与膝关节伸展受限有关。深层纤维在小腿伸展和外旋时紧张，因此，应在伸展和外旋时，对股骨内上髁后方的压痛及其变化进行评估。仔细观察伸展的角度发生变化时压痛程度的变化情况，以及在内收和外展时压痛程度的变化情况。见图5-39、5-40。

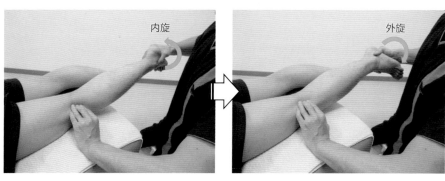

a. 膝关节轻度屈曲位

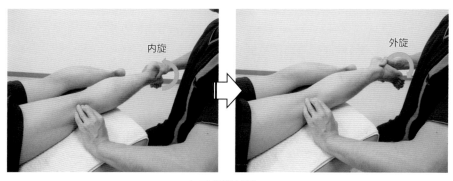

b. 膝关节伸展位

图 5-37　膝关节伸展受限时的豆腓韧带的评估（2）

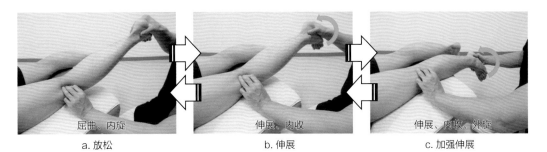

a. 放松　　　　　　　　　b. 伸展　　　　　　　　　c. 加强伸展

图 5-38　豆腓韧带的治疗

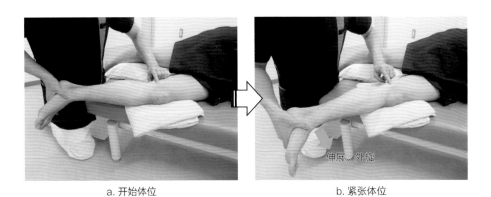

a. 开始体位　　　　　　　　　b. 紧张体位

图 5-39　内侧副韧带的深层纤维的评估（1）

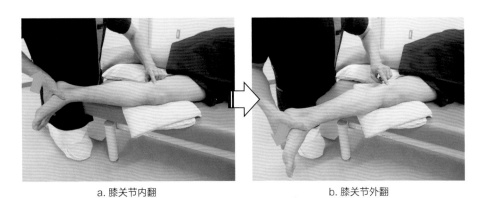

a. 膝关节内翻　　　　　　　　　b. 膝关节外翻

图 5-40　内侧副韧带的深层纤维的评估（2）

另外，MCL在膝关节伸展的同时向前移动，注意，此时MCL与股骨髁部的接触点会发生变化（图5-41）。若MCL与髁部有粘连，触诊时可发现粘连部位在膝关节伸展时紧张度增加。

（6）内侧副韧带的治疗

内侧副韧带深层纤维的治疗分为两种：一种是对于MCL自身粘连引起的伸展性降低的治疗，另一种是对韧带与骨骼之间粘连的治疗。下面对这两种治疗方法逐一讲解。

① 改善内侧副韧带自身的延展性

MCL的延展性的治疗，需要展开折叠式结构，想象使其恢复至挛缩前的长度时其进行延展。在改变膝关节伸展角度的同时，反复向小腿施加外展和外旋方向的负荷。施加外展、外旋方向负荷使之伸展后，充分内收、内旋小腿，使MCL得到切实的放松。见图5-42。

② 剥离内侧副韧带与骨骼之间的粘连

MCL与骨骼之间的粘连治疗，需要进行反复运动以剥离妨碍髁部移动的粘连。在达到使粘连部位紧张的角度时，对膝关节进行小幅度的屈伸运动，从而使粘连剥离。此时，适当地内收、内旋小腿，就能够缓解MCL的紧张，如果能很好地控制其紧张度，就能使MCL与骨之间产生一定的剪切力。见图5-43。

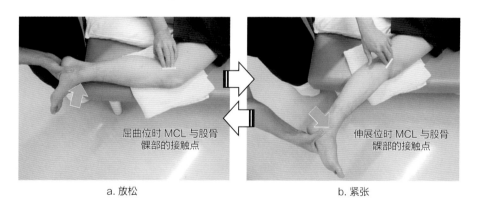

a. 放松　　　　　　　　　　　　　　　　　　b. 紧张

图5-41　内侧副韧带深层纤维的评估（3）

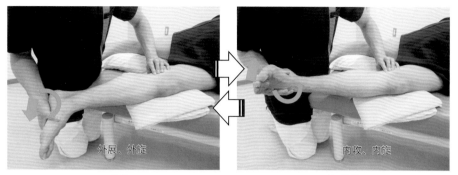

a. 牵伸 外展、外旋

b. 放松 内收、内旋

图 5-42　内侧副韧带的治疗（1）

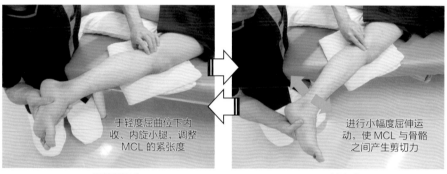

a. 调整紧张度 于轻度屈曲位下内收、内旋小腿，调整MCL 的紧张度

b. 剥离操作 进行小幅度屈伸运动，使 MCL 与骨骼之间产生剪切力

图 5-43　内侧副韧带的治疗（2）

（7）前交叉韧带和后交叉韧带的评估

前交叉韧带（ACL）的后外侧束（PLB）和后交叉韧带（PCL）的后内侧束（posterior medial bundle，PMB）因膝关节的伸展而紧张。但是，由于侧副韧带也在膝关节伸展位时紧张，因此，应在膝关节处于90°屈曲位，以及在膝关节处于伸展受限的角度时对其稳定性进行评估（图5-44）。与健侧相比，如出现前、后交叉韧带稳定性降低，就可以确定是韧带粘连导致前、后交叉韧带延展性下降。

具体方法如下：首先采取仰卧位，膝关节屈曲90°，将足部固定于床面。分别使用前、后抽屉试验来确认前、后交叉韧带的止点。此外，在端坐位且膝关节处于90°屈曲位时，评估小腿向远端牵引时的移动性降低情况。然后，在外旋时移动性降低的基础上，评估前交叉韧带及处于内旋位时的前、后交叉韧带相互缠绕引起的稳定性降低情况（图5-44）。此外，同样也要评估出现伸展受限之前的角度。

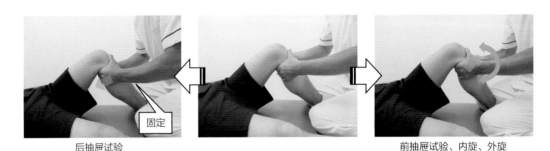

后抽屉试验　　　　　　　　　　　　　　　　前抽屉试验、内旋、外旋

a. 仰卧位评估

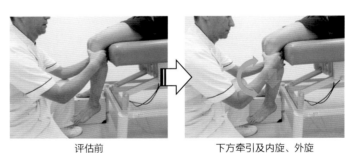

评估前　　　　　　　下方牵引及内旋、外旋

b. 端坐位评估

图5-44　前交叉韧带（ACL）和后交叉韧带（PCL）的评估

（8）前交叉韧带和后交叉韧带的治疗

该治疗主要是针对前、后交叉韧带粘连引起的韧带延展性降低问题。为了改善前、后交叉韧带的粘连，需要在改变膝关节屈曲角度的同时，对小腿反复施加内旋和外旋的负荷。在小腿外旋时，ACL 与 PCL 之间的缠绕会解除，除此之外，ACL 与髁间窝接触的位置紧张度会增加。在这时施加内旋、外旋的负荷，使通过膝关节中心的轴产生旋转运动，这一过程是非常重要的（图 5-45）。此外，还需要适当地增加前、后方向的牵引及小腿长轴牵引。

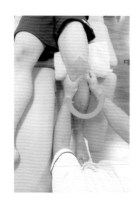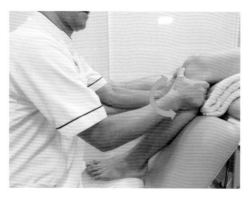

a. 屈曲位

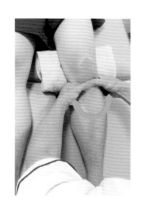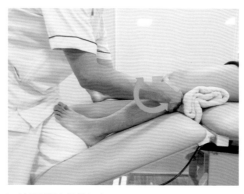

b. 伸展受限之前的角度

图 5-45　前交叉韧带（ACL）和后交叉韧带（PCL）的治疗

7. 后方关节囊的评估与治疗

（1）后方关节囊的评估

在膝关节后方的关节囊中，存在许多如肩关节肱韧带一样肥厚、呈条索状的关节囊韧带，这些韧带都属于关节囊的一部分。在评估后方关节囊时，将伸展状态下的膝关节后侧分为后内侧、后部中央侧及后外侧3个部分，根据患者对伸展时产生的疼痛描述，以及对软组织的触诊情况，确定治疗部位（图5-46）。治疗对象包括腘斜韧带、弓状腘窝韧带及后外侧的支撑结构。弓状腘窝韧带因为在豆腓韧带腓骨附着部向内上方走行，所以其与从后外侧部到后部中央的伸展性下降有关。腘斜韧带因为在膝关节后方，从内侧向外上方走行，所以其与从后内侧到后部中央的伸展性下降有关。对于后方关节囊，同样是按照前文所述的韧带的评估与治疗方法进行的，本书将以牵引疗法为中心进行讲解。

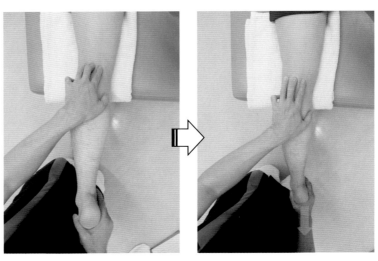

a. 开始体位　　　　　　　　　　　b. 被动伸展

图 5-46　后方关节囊的评估

　　将伸展状态下的膝关节后侧分为后内侧、后部中央侧及后外侧3个部分，根据伸展时产生的疼痛及软组织的紧张情况进行评估

（2）后方关节囊的治疗（牵引疗法）

关于后方关节囊的治疗，本部分将主要介绍牵引疗法。对于膝关节长期伸展受限或受限角度较大的情况，手法治疗改善的效果是很有限的。牵引疗法是在手法治疗难以改善关节受限的情况下使用的治疗方法。其原理是在控制疼痛的同时，对组织进行较长时间低负荷的牵拉。在伸展受限较大的情况下，常出现软组织最深层关节囊的挛缩，而且半膜肌、腘肌、股二头肌短头、内侧和外侧副韧带、前交叉韧带、后交叉韧带、腘斜韧带、弓状腘韧带、豆腓韧带等软组织的活动受限常常合并存在。因此，当膝关节伸展活动度发生变化时，明确其主要限制因素是非常重要的。

通过牵引疗法改善伸展活动限制时，如何进行固定和支撑是非常重要的。大腿固定、牵拉小腿远端使其伸展，会产生以存在挛缩的膝关节后部的关节囊为中心的旋转力矩，这会导致膝关节前方的压力增加。因此，牵引疗法的重点是小腿牵引，以及在支撑整个小腿的状态下进行伸展。下肢牵引的作用是伸展膝关节后侧或内外侧的软组织，使关节分离。此外，对小腿进行完全支撑的伸展矫正时，在保持关节运动轴的状态下，可以增加旋转力矩。由此，便可避免膝关节前方关节面产生压力，使膝关节后方或内外侧的软组织得以伸展。见图5-47。

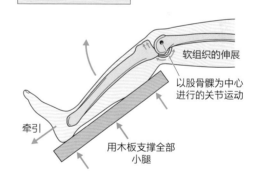

图 5-47　持续伸展的理论

177

牵引疗法的使用物品有：牵引床、牵引带（trac band）、牵引巾（elascot）、牵引架、表面固定带、沙袋、滑轮（没有滑轮的情况下使用圆柱管）（图5-48）。

牵引疗法的操作方法是在仰卧位，将牵引带用牵引巾固定在小腿上。此时留出余量将牵引框固定，接着连接牵引框（图5-49）。

将牵引床的膝关节部分弯曲，将患者的膝部用表面固定带固定在床上。调整滑车的高度，使牵引的方向在小腿延长线上。牵引小腿时，应确保小腿位于伸展位上。伸展矫正应达到能感觉到膝关节后侧或内外侧牵拉为准。见图5-50。

牵引疗法所使用的沙袋的重量达到在牵引时间内能够承受的疼痛即可，推荐使用重量5~10 kg。牵引时间10~30分钟。

如人工全膝关节置换术（TKA）术后、膝关节畸形的保守治疗、半月板损伤、胫骨平台骨折、股骨髁部骨折的病例，若膝关节伸展受限的原因在于膝关节运动轴后方的软组织，则可使用持续牵张治疗。

牵引治疗法的治疗禁忌证为骨折部位处于不稳定期、治疗部位有移位风险、用于固定牵引工具的固定部位有损伤的情况等。

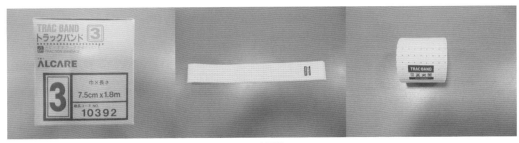

a. 牵引带

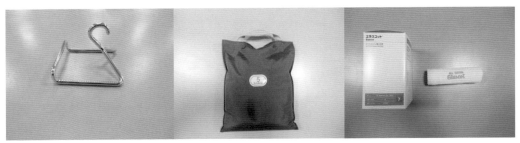

b. 牵引架　　　　　　　c. 沙袋　　　　　　　d. elascot 包扎绷带

图 5-48　关节囊后部牵引疗法的治疗用品

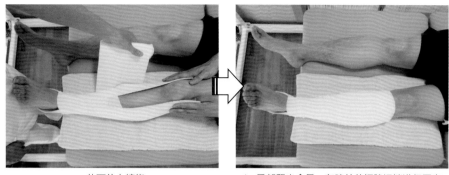

a. 从下往上缠绕　　　　　　　　　　b. 足部留出余量，在膝关节间隙远端进行固定

图 5-49　关节囊后部牵引疗法（操作方法）

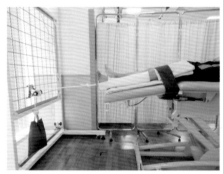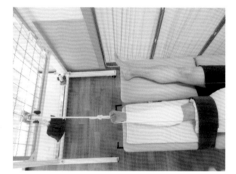

a. 侧面观　　　　　　　　　　　　b. 正面观

图 5-50　关节囊后部的牵引疗法

（1）半月板前方活动性降低的评估

在进行膝关节伸展受限治疗时，有很多主诉膝关节前方疼痛的病例。膝关节前方疼痛的评估包括：测量膝关节伸展活动范围、确认出现疼痛部位、确认是否发生髌骨低位（图5-51）。另外，明确压痛出现的部位是在内侧还是在外侧的副韧带、髌下脂肪垫（图5-52）。同时，在能够确认髌骨低位症的情况下，还需评估髌下脂肪垫的柔韧性，以及髌支持带的柔韧性（参见第4章图4-48、4-49、4-50、4-51、4-52、4-53）。若确认髌骨低位时，则可以预测髌支持带及髌下脂肪垫的柔韧性降低。

此外，应在关节间隙的内侧和外侧分别进行半月板前部的触诊，评估膝关节伸展运动中半月板的活动性（图5-53）。活动性的评估要以健侧为基准，进行健患侧比较。

与健侧相比，若有半月板的前方活动性降低，则应确认半膜肌或腘肌是否存在挛缩。在此类病例中，大部分都存在半膜肌和腘肌的压痛（图5-54），让患者反复收缩肌肉使其放松直到肌肉的压痛消失，然后再重新进行伸展活动度的评估。如果在该过程中伸展活动度得到改善，则可以判断半月板前方活动性降低是因为肌肉痉挛而导致的。

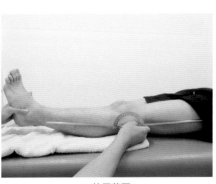

a. 伸展范围

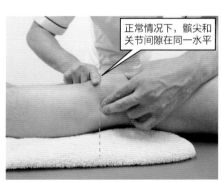

正常情况下，髌尖和关节间隙在同一水平

b. 确认髌骨低位

图5-51 半月板前方活动性降低的评估（1）

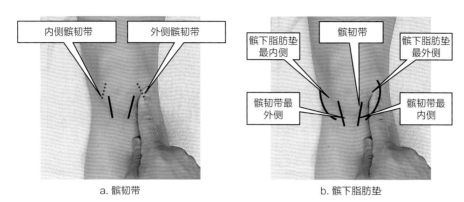

a. 髌韧带

b. 髌下脂肪垫

图 5-52 半月板前方活动性降低的评估（2）（确定压痛部位）

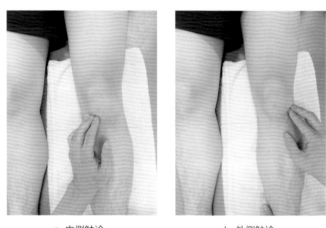

a. 内侧触诊

b. 外侧触诊

图 5-53 半月板前方的活动性降低的评估（3）

在伸展膝关节的同时，在关节间隙内侧、外侧分别进行触诊，以确定半月板的活动性

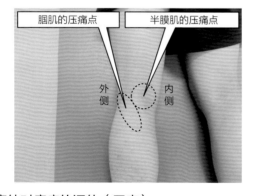

图 5-54 在腘窝处对疼痛的评估（压痛）

确定半膜肌、腘肌的压痛点

（2）半月板前方活动性降低的治疗

如果可以观察到髌骨低位，必然存在髌下脂肪垫粘连和柔韧性下降，这会导致半月板前方活动性降低。对于这类病例，一旦髌下脂肪垫的粘连被剥离，其柔韧性就会得到改善。

具体方法如图5-55所示。在下压髌骨的同时松弛髌韧带，在此位置对髌下脂肪垫进行左右方向的移动，以改善其柔韧性。

然后，由下压髌骨开始进行膝关节的主动伸展运动，随着膝关节的伸展（此时如果患者主动伸展困难，治疗师可以给予辅助）髌骨逐渐向上移动，髌下脂肪垫也随之上提，并利用与半月板相连的韧带，向前方牵拉半月板（图5-56）。另外，当髌内侧支持带及髌外侧支持带柔韧性下降时，因为髌下脂肪垫移动性下降，应首先使用髌骨松弛手法以改善髌骨支持带的柔韧性（参见第4章图4-50、4-51、4-52、4-53、4-56）。

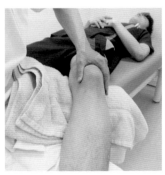 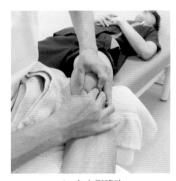 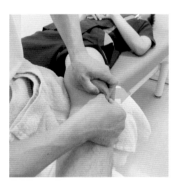

a. 下压髌骨　　　　　　　b. 向内侧移动　　　　　　　c. 向外侧移动

图5-55　对髌下脂肪垫进行手法治疗以改善其柔韧性

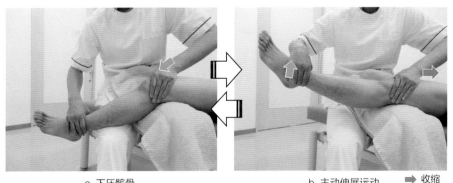

a. 下压髌骨　　　　　　　b. 主动伸展运动　　　➡ 收缩
　　　　　　　　　　　　　　　　　　　　　　　➡ 操作

图5-56　髌下脂肪垫和关节囊的分离

9. 关于膝关节伸展伴随腘窝处疼痛的相关解释说明

在本章的最后，作者想对步行、跑步时产生的腘窝处疼痛进行解释。若此种疼痛长期持续，将会成为膝关节伸展受限的主要原因。因此，相关医务人员应了解如何解释腘窝处疼痛及其治疗方法。

（1）步行或跑步时产生的腘窝处疼痛

步行、跑步时产生的膝关节腘窝处疼痛与外伤无关，其是由于站立时大腿的外旋不稳定造成的。这种疼痛的特征是从足底触地开始到站立中期，贯穿膝关节伸展全程。我们知道，从足跟触地到足底触地，随着大腿的内旋，膝关节发生屈曲。若膝关节存在大腿外旋不稳定，在膝关节弯曲时大腿外旋被迫增强，这种制动会导致腘肌过度收缩。之后，膝关节的伸展会导致腘肌内压急剧上升，由此产生腘窝疼痛。

林等的研究显示，所有膝关节正面挫伤导致的腘窝部疼痛病例中，都确认存在后外侧旋转不稳定（posterolateral rotatory instability，PLRI），这被认为是目前为止引发腘窝部疼痛的重要原因。PLRI导致膝关节后外侧支撑结构被破坏、腓骨头后方不稳定。为了限制PLRI的发生，腘肌不得不进行必要的活动，其结果就是随着腘肌的筋膜室内压的增高，出现疼痛。应根据下肢外旋制动的贴扎评估（图5-57）制订治疗方案，使用限制PLRI的鞋垫是有效的（图5-58）。

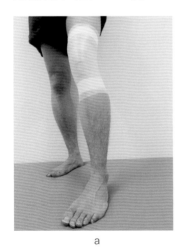
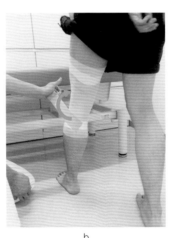
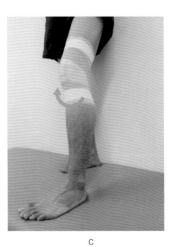

| a | b | c |

图5-57 通过贴扎对大腿外旋制动进行评估

a. 在大腿上贴上打底贴布，为下一步做准备。
b. 从大腿近端到小腿近端用贴布进行包扎。
c. 从小腿后侧由内旋方向向大腿前面贴扎贴布。
注意：贴扎应经过大腿正面，但不要覆盖髌骨

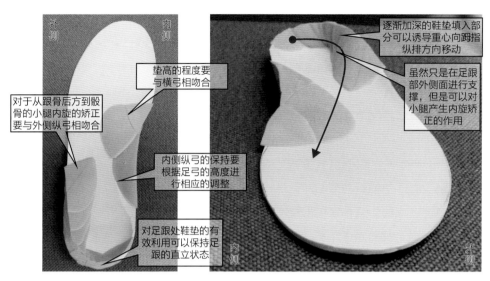

图 5-58　外旋制动的鞋垫（左脚用）

对于从跟骨后方到骰骨的小腿内旋的矫正要与外侧纵弓相吻合

垫高的程度要与横弓相吻合

内侧纵弓的保持要根据足弓的高度进行相应的调整

对足跟处鞋垫的有效利用可以保持足跟的直立状态

逐渐加深的鞋垫填入部分可以诱导重心向跗指纵排方向移动

虽然只是在足跟部外侧面进行支撑，但是可以对小腿产生内旋矫正的作用

（2）外伤及膝关节外科手术后引起的膝关节后外侧疼痛

　　腘窝处疼痛在外伤及膝关节手术后很常见。在这些病例中，多数残存膝关节轻度屈曲挛缩。除膝关节周围骨折外，人工膝关节置换术后也要特别关注膝关节不能全范围伸展的问题。特别是人工膝关节置换术术后，虽然膝关节内没有痛觉感受器，但也有步行导致膝关节后外侧疼痛的病例。

　　本病鉴定特点：①从足跟触地到站立中期膝关节伸展时的痛感与步行时的痛感是一致的；②腘窝处一般无压痛，而当限制豆腓韧带时常有强烈压痛感；③疼痛常出现在后外侧，患者可明确指出疼痛处；④动态矫正站立期时，随着过度的大腿内旋，可以确诊膝外翻；⑤屈曲挛缩的改善可使疼痛减轻。

　　在膝关节轻度屈曲挛缩，特别是存在豆腓韧带等后外侧支持结构挛缩的情况下，加之大腿外旋和膝关节伸展产生的伸展、牵引压力的作用，就会引发膝关节后外侧疼痛。

　　确保膝关节完全伸展，如果通过韧带能加强静态稳定性，就可以使疼痛消失。如果膝关节一直保持轻度的屈曲，就会引起类似的疼痛，因此保证膝关节的完全伸展是非常重要的。

参考文献

[1] STANLEY HOPPENFELD（著）野島元雄・他（監訳）：図解 四肢と脊柱の診かた. 医歯薬出版株式会社. 2011, pp181.

[2] 峰久京子・他：特集 骨・関節疾患のバイオメカニクスと理学療法 膝伸展不全と理学療法. PTジャーナル29（8）:530-535, 1995.

[3] 林典雄：膝関節拘縮に対する運動療法の考え方〜膝関節伸展機構との関連を中心に〜 The Journal of Clinical Therapy（臨床理学療法研究会）Vol. 8: 1-11, 136-142, 2005.

[4] 林典雄：膝関節伸展機構の機能解剖と膝関節拘縮治療への展開. 愛知県理学療法士会誌 Vol. 3:8-16, 2004.

[5] 今屋健：当院におけるACL再腱術後のリハビリテーション−術後超早期からの伸展可動域の評価・獲得について. 東京スポーツ整形外科研修会−第1回スポーツリハビリテーションワークショップ− Sportsmedicine 114:32-33, 2009.

[6] 腰野富久：膝触診マニュアル:2001, pp143.

[7] 峰坂幸佳・他：人工関節全置換術後における関節可動域の強度について. 関節外科 23（11）:123-134, 2004.

[8] 橋本貴幸：特集 膝伸展制限の評価と治療 伸展制限のデメリット. 整形外科リハビリテーション学会学会誌 18:24-27, 2016.

[9] 宗田大：膝痛 知る 診る 治す. メジカルビュー社. 2009, pp36-37.

[10] 整形外科リハビリテーション学会（編）：人工膝関節置換術に対する皮膚操作を中心とした可動域訓練. 関節機能解剖学に基づく整形外科運動療法ナビゲーション 下肢. メジカルビュー社. 2014, pp136-139.

[11] 浅野昭裕：膝関節の評価と治療. 茨城整形外科リハビリテーション研究会全国研修会資料. 2012.

[12] 神山卓也・他：特集 運動療法が適応となる膝関節痛の解釈と治療〜その理論と技術〜 膝後方支持組織に由来する膝関節痛の解釈と治療. 整形外科リハビリテーション学会学会誌 17:11-15, 2015.

[13] 赤羽根良和・他：鵞足炎におけるトリガー鑑別テストについて. 理学療法学 29（2）:285, 2002.

[14] 林典雄：運動療法のための機能解剖学的触診技術 下肢・体幹 第2版, メジカルビュー社. 2012, pp221, 99-100.

[15] 赤羽根良和・他：鵞足炎におけるトリガー筋の鑑別検査. 理学療法ジャーナル46（2）:175-179, 2012.

[16] 整形外科リハビリテーション学会（編）：鵞足炎に対する運動療法. 関節機能解剖学に基づく整形外科運動療法ナビゲーション 下肢. メジカルビュー社. 2014, pp156-159.

[17] 苅谷賢二・他：特集 膝伸展制限の評価と治療 筋性障害. 整形外科リハビリテーション学会学会誌 18:28-33, 2016.

[18] 新名正由（訳）：膝-形態・機能と靭帯再建−. シュプリンガー・フェアラーク. 1989, pp86-90.

[19] 林優・他：特集 膝伸展制限の評価と治療 関節性障害. 整形外科リハビリテーション学会学会誌 18:p34-38, 2016.

[20] 稲葉将史・他：特集 膝伸展制限の評価と治療 膝関節前方インピンジメント障害. 整形外科リハビリテーション学会学会誌 18:p39-42, 2016.

[21] 今屋健・他：特集 膝疾患の機能解剖学的病態把握と理学療法 膝内側側副靱帯の機能解剖学的病態把握と理学療法．理学療法 29（2）：152-160, 2012.

[22] 松本正知：骨折の機能解剖学的運動療法－その基礎から臨床まで－ 総論・上肢：2015, pp112-115, 19-135.

[23] 整形外科リハビリテーション学会（編）：膝内側側副靱帯損傷後の運動療法．関節機能解剖学に基づく整形外科運動療法ナビゲーション 下肢．メジカルビュー社．2014, pp124-127.

[24] LaPrade RF, et al:The anatomy of the medial part of the knee. J Bone Joint Surg Am89（9）:2000-2010, 2007.

[25] 整形外科リハビリテーション学会（編）：膝前十字靱帯再建術後の運動療法．関節機能解剖学に基づく整形外科運動療法ナビゲーション 下肢．メジカルビュー社．2014, pp116-119.

[26] 整形外科リハビリテーション学会（編）：膝後十字靱帯付着部剝離骨折に対する運動療法の1例．関節機能解剖学に基づく整形外科運動療法ナビゲーション 下肢．メジカルビュー社．2014, pp128-131.

[27] J. CASTAING, et al. 井原英俊, 他（共訳）：図解 関節・運動器の機能解剖 下肢編．協同医書出版社．1990, pp110-114.

[28] Rene Calillit（著）・萩島秀男（訳）：図説 運動器の機能解剖．医歯薬出版株式会社．2000, pp212-218.

[29] 整形外科リハビリテーション学会（編）：膝関節屈曲拘縮に対する運動療法．関節機能解剖学に基づく整形外科運動療法ナビゲーション 下肢．メジカルビュー社．2014, pp84-87.

[30] 林典雄：膝窩部痛に対する考え方と運動療法の展開．理学療法兵庫 No13:pp23-30, 2007.

[31] 整形外科リハビリテーション学会（編）：膝蓋骨骨折に対する保存療法としての運動療法．関節機能解剖学に基づく整形外科運動療法ナビゲーション 下肢．メジカルビュー社．2014, pp76-79.

[32] 整形外科リハビリテーション学会（編）：脛骨高原骨折に対するギプス固定後の運動療法．関節機能解剖学に基づく整形外科運動療法ナビゲーション 下肢．メジカルビュー社．2014, pp192-195.

第5章

膝关节伸展受限的评估和治疗

第6章
病　例

70 岁，男性，胫骨平台骨折后膝关节挛缩。

【诊断】

胫骨平台骨折（Hohl 分类：local compression）。

受伤原因：从 1 m 左右的高处坠落时膝关节过度屈曲和外翻导致损伤。

影像学检查：X 线检查发现胫骨外侧髁处有凹陷。详见图 6-1。

【骨科治疗方案】

保守治疗，佩戴矫形器使膝关节于伸展位固定 1 个月。

【治疗和症状】

矫形器固定 1 个月后，换成两侧有支柱的软的膝矫形器，开始行门诊康复治疗。膝关节活动度是伸展 –10°、屈曲 120°。虽然允许患者在疼痛可承受范围内负重步行，但由于存在明显的疼痛，所以使用双腋拐部分负重步行。虽然损伤 2 个月后允许完全负重，但由于存在跛行，所以继续使用单腋拐负重步行。

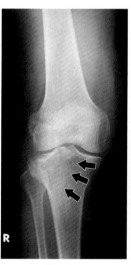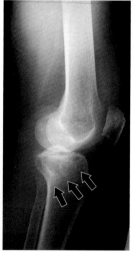

前后位　　　　　　　　　　侧位

图 6-1　受伤时的 X 线检查图像

胫骨平台骨折（Hohl 分类：local compression）

【解释】

考虑是由于膝关节轻度屈曲时过度外翻引起的胫骨平台骨折，因此推测存在 MCL 起始的内侧支持组织损伤。同时考虑为 MCL 周围软组织的粘连，以及骨折区的外侧半月板损伤引起的疼痛和活动受限。另外，在易出现关节内骨折伴有关节内血肿处易发生关节内粘连，这些损伤或者疾病容易引起挛缩。

【注意事项】

①胫骨骨折部的凹陷；②肿胀、水肿；③膝关节伸展活动受限；④肌力低下；⑤半月板活动性降低；⑥膝关节屈曲活动受限。

【运动治疗】

（1）胫骨骨折部凹陷的治疗

为防止胫骨平台骨折部凹陷，考虑到骨的修复过程，8 周后才可以完全负重，嘱患者在负重时进行无痛腋拐负重步行。需要注意的是，过于重视康复方案强行转为单侧腋拐步行容易引起膝关节外翻不稳（图 6-2）。另外，若出现长时间负重时疼痛，则需要与医生沟通，首先应促进骨愈合，而不是强行控制负重程度。

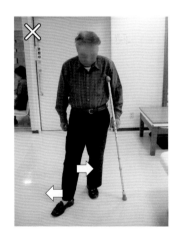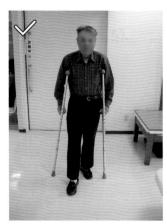

使用单侧腋拐步行容易引起膝关节外翻

图 6-2　步行指导

过于重视康复方案强行变为使用单侧腋拐的步行，容易引起膝关节外翻不稳

（2）肿胀、水肿的干预

为了预防和改善肿胀、水肿引起的疼痛和活动受限，要做好肿胀、水肿的干预。

（3）膝关节伸展活动受限的治疗

膝关节伸展活动度限后，需要注意一部分集中在大腿胫骨关节面的压力负荷以及内侧扭转。因此，为了负重时获得稳定的接触面积，应优先改善膝关节伸展活动度（图6-3）。

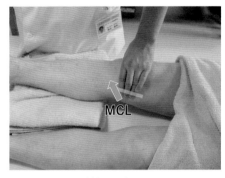

a. 牵拉和滑动 MCL

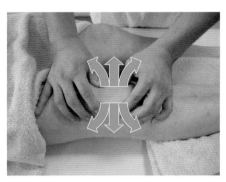

b. 牵拉髌韧带

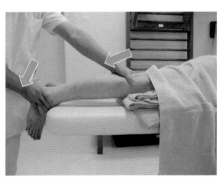

c. 牵拉后关节囊

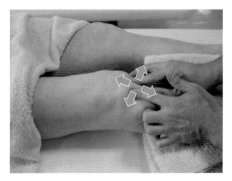

d. 牵拉髌韧带、髌下脂肪垫

图 6-3　改善膝关节伸展活动度

（4）肌力低下的治疗

在改善后的膝关节伸展活动度的区间内，早期开始强化伸展肌力，特别是强化负重下的肌力，从而改善膝关节的稳定性（图6-4）。

（5）半月板活动性降低的治疗

关注半月板周围粘连的症状，用肌肉收缩维持和改善半月板前方和后方的活动性。

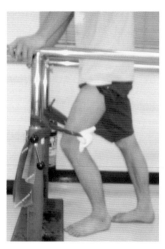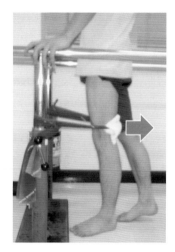

图 6-4　强化负重下膝关节伸肌肌力

在改善后的膝关节伸展活动度的区间内，早期强化伸展肌肌力，改善膝关节的稳定性。主动伸展膝关节，以促进股四头肌的收缩

（6）膝关节屈曲活动受限的治疗

应优先改善伸展活动度，其次改善屈曲活动度。准确进行前面"运动治疗"中的（1）~（5），有序改善屈曲活动度。在检查是否存在挛缩的同时，扩大活动度（图6-5）。

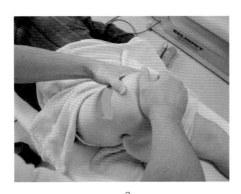
a

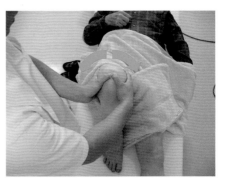
b

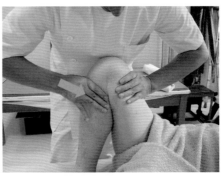
c

图6-5　扩大膝关节屈曲活动度

在检查是否存在挛缩的同时，扩大活动度。

a.牵拉外侧髌韧带及股外侧肌、股中间肌，同时向前旋转髌骨。

b.通过髌上脂肪垫、股骨前脂肪垫、髌上囊的拉伸及扁平化，以改善股骨冠状面上的活动性。

c.胫骨向后的滑动和胫骨内旋使 ACL、PCL 伸展，增大深屈曲活动度

【治疗进展】

　　伤后 2 个月时，膝关节活动度改善至伸展 0°、屈曲 155°。伤后 6 个月时，可以维持端坐所需的深屈曲活动度，步行、上下台阶时无疼痛，关节功能完全恢复（图 6-6）。

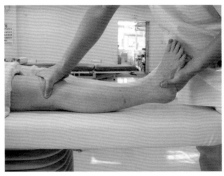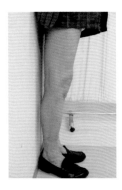

膝关节伸展活动度

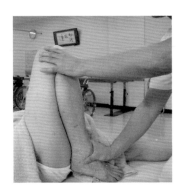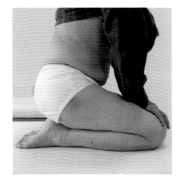

膝关节屈曲活动度

图 6-6　治疗进展

　　膝关节伸展及屈曲活动度改善明显，疼痛消失，关节功能完全恢复

15 岁，男性，大腿外伤后膝关节挛缩。

【诊断】

左大腿外伤性血肿后骨化性肌炎。

受伤原因：在空手道俱乐部练习活动中，被对方的封锁技猛击左大腿外侧而受伤。

影像学检查：X 线检查发现纺锤状的骨化象；CT 检查发现股中间肌外侧骨化象。详见图 6-7。

【骨科治疗方案】

保守治疗。

【治疗和症状】

受伤后 25 天，来我院就诊，开始每周 3 次的门诊物理治疗。

初次诊疗时，疼痛明显，大腿外侧中心有热感、肿胀、肌肉硬结，同时大腿整体能看到明显的肌肉痉挛。膝关节屈曲、伸展运动时，大腿外侧中央部有压痛。患侧大腿周径比健侧小 1.5 cm，判断有肌肉萎缩。膝关节活动度为屈曲 70°、伸展 0°，伸展滞后 10°。MMT 检查示屈肌肌力 3+ 级、伸肌肌力 4 级。步行时可见膝关节处于轻度屈曲位、站立相缩短、疼痛性跛行。

【解释】

外伤性骨化性肌炎的治疗，炎症后过度的运动会导致病情的恶化和骨

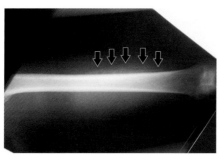
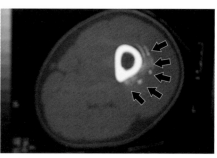

X 线   CT

图 6-7 X 线和 CT 图像

左侧大腿外伤性血肿后骨化性肌炎

化。强烈的持续性疼痛，会导致长期运动受限，推测发生了顽固性挛缩。

为了防止股中间肌外侧的骨化性肌炎发生粘连，在将骨化部的近端和远端的股中间肌及股外侧肌向骨化部方向移动的同时，需要对肌纤维进行滑动和牵拉。如果疼痛剧烈，可利用冷疗镇痛，以改善肌肉的柔韧性和组织间的滑行。使用冰敷的理由是如果使用镇痛药抑制疼痛，或者进行血肿溶解及血肿去除术，很难迅速判断它们的镇痛效果。因此，疼痛抑制困难时，运动治疗联合冷疗是非常有效的。

【注意事项】

①骨化性肌炎部位的疼痛；②保护性收缩；③膝关节屈曲活动受限；④跛行。

【运动治疗】

（1）减轻骨化性肌炎部位的疼痛

由于骨化部位的机械性压力可诱发剧烈的疼痛，因此不能进行过度的肌肉收缩和伸展。由于骨化性肌炎的部位包括股中间肌，对股中间肌进行运动治疗也是非常重要的。把发生骨化性肌炎的部位作为一个整体保持局部制动，对骨化的周边纤维或骨化部的周围组织行运动治疗，来发挥肌纤维间的滑动刺激作用。最后通过对股中间肌和股外侧肌整体实施滑动和拉伸，进而预防粘连。

（2）预防保护性收缩

为了预防保护性收缩，需要控制疼痛。对于这个病例，可以利用冷疗的镇痛效果，在控制疼痛的同时改善肌肉的收缩。采用低温动力学[1]运动和低温拉伸[2]肌肉是有效的（图6-8）。

（3）改善膝关节屈曲活动受限

利用冷疗的镇痛效果来改善股四头肌的痉挛，反复施加组织间的滑动刺激能有效改善膝关节屈曲活动度。

（4）改善跛行

随着活动度的改善疼痛会减轻，随着治疗的进行，疼痛性跛行也会得到改善。

---

[1] 低温动力学在这里是指"冷疗–运动"的反复运动，是镇痛常用的治疗手段。——编者注
[2] 低温拉伸在这里是指利用冷疗的镇痛效果进行无痛拉伸运动。——编者注

【治疗进展】

外伤性骨化性肌炎的运动治疗，首先改善双关节肌的柔韧性，对保护性收缩引起的膝关节活动度受限起到防治作用。

对股中间肌的受伤部位、骨化部保持制动的同时，反复进行改善骨化部近端和远端活动度的训练，并逐渐增加对骨化部的训练。股中间肌骨化部的治疗可以采用联合冷疗、低温动力学运动和低温拉伸，而且它们对减轻疼痛和扩大早期膝关节屈曲活动度的效果较好，肌肉收缩也可以改善伸展不足。治疗 1 个月后，关节活动度恢复正常，同时疼痛、跛行消失。

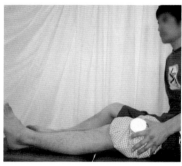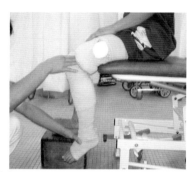

a. 冷疗

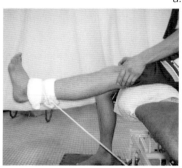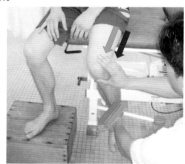

b. 股中间肌低温动力学运动

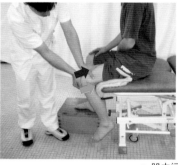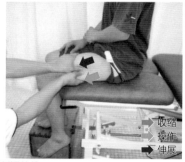

c. 股中间肌低温拉伸

图 6-8　冷疗低温动力学运动和低温拉伸

a. 以大腿外侧骨化部为中心进行冷疗。

b. 髋关节不妨碍膝关节伸展的屈曲位，在骨化部肌纤维的方向与抗重力位一致的肢位进行膝关节伸展运动。

c. 从骨化部的表面向骨化部方向施压，作用于远部的股中间肌并进行牵拉

病例 3

30 岁，男性，髌骨骨折后的膝关节挛缩。

【诊断】

右髌骨开放性骨折，髌骨外侧下端和髌韧带附着部的撕脱骨折。

受伤原因：由于摩托车事故受伤。考虑当膝关节屈曲位时由于外力直接作用而受伤。

影像学检查及手术所见：X 线及手术可见髌骨外侧下端的骨折和髌韧带附着部外侧 1/3 的撕脱骨折（图 6-9）。

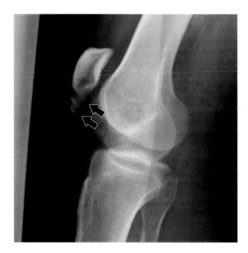

图 6-9　入院时 X 线检查图像

右髌骨开放性骨折（髌骨外侧下端和髌韧带附着部的撕脱骨折）

【骨科治疗方案】

手术治疗：进行髌韧带缝合术（图6-10）。

【治疗和症状】

术后2周内以保护修复受伤部位为目的，用矫形器将膝关节固定于伸展位。术后2周开始进行物理治疗，术后4周时膝关节屈曲活动度达到90°。物理治疗开始时没有明显的疼痛，运动治疗时注意保护缝合处。

【解释】

髌骨骨折术后，当膝关节固定为伸展位时，可以进行早期全负重训练。但也要考虑骨折的程度及骨折的部位。例如，为了修复断裂的伸展组织，需要推迟开始训练活动度的时间，同时限定可完成的最大关节活动度。此病例术后2周内禁止进行活动度训练，2周后膝关节最大屈曲活动度限制在90°。需要考虑伸展结构损伤引起的伸展活动度不足和制动导致的髌骨周围组织粘连、挛缩。因此，应先和主管医师讨论治疗内容，在确保安全为前提下，进行坐位和立位的髌骨活动训练和膝关节伸展位练习以维持股四头肌的柔韧性，在可活动的范围内积极预防挛缩。

【注意事项】

①挛缩；②髌腱缝合处的断裂、分离；③伸展受限。

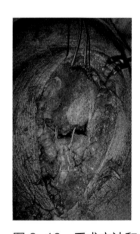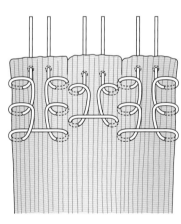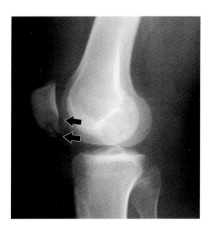

图6-10　手术方法和术后X线检查图像

予以韧带缝合术（一种侵入式的韧带修复术）

【运动治疗】

（1）预防挛缩

预防缝合处的断裂、分离，使用膝矫形器将膝关节固定在伸展位是预防挛缩的重要方法。施行含髌上囊、股骨前脂肪垫、股中间肌、膝关节肌的上提手法治疗。此手法用于无法进行肌肉收缩训练的时期，可以预防各组织间的粘连。

（2）髌腱缝合处的断裂、分离的治疗

当膝关节屈曲运动时髌骨被动向远端下降，注意避免缝合处分离（图6-11）。注意要以（1）中采取的预防股骨远端及髌骨近端各软组织的粘连为这个治疗的前提。

（3）改善伸展受限

改善伸展受限的必要前提条件是髌骨主动上提。如果髌骨不能上提，需要患者学习利用股直肌的收缩上提髌骨（图6-12）。肌肉收缩后，为避免伸直小腿小腿所承受的负荷，需治疗师握持小腿，在髌骨能上提的范围内诱导肌肉收缩。此时髌骨运动可使髌上囊和股骨前脂肪垫也同时滑动。另外，立位负重下无法诱发肌肉收缩的情况很常见，可负重位行进股四头肌的收缩运动时。通过这样的方法，可使膝关节缝合部的压力减小，而且在改善伸展不足的同时也可以使步行稳定（图6-13）

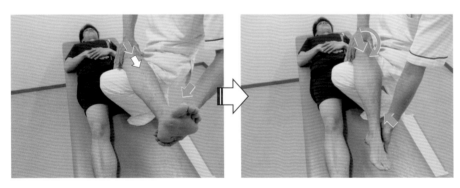

图6-11 下拉髌骨的同时进行屈曲活动训练

预防手术缝合处的断裂、分离，当膝关节屈曲运动时髌骨向远端被动下降，注意要避免缝合处的分离

【治疗进展】

术后第14天时膝关节屈曲达到90°。术后1个月时，膝关节无伸展受限，膝关节屈曲活动度可达到130°。

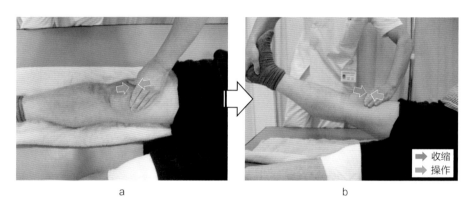

图6-12　利用直腿抬高的髌骨上提运动

a.髌骨的上提。治疗师下推髌骨，在进行直腿抬高时利用股直肌的收缩上提髌骨。

b.反复学习髌骨上提的运动，直腿抬高时利用股直肌的收缩上提髌骨

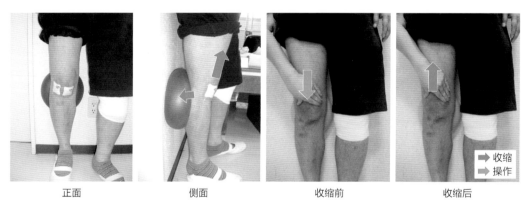

图6-13　立位负重下股四头肌收缩训练

负重位下股四头肌收缩的运动可改善伸展不足，也可使稳定步行

病例4

30 岁，女性，髌骨再骨折后的膝关节挛缩。

【诊断】

右髌骨横断骨折术后的髌骨再骨折（图 6-14）。

受伤原因：髌骨骨折术后再次跌倒，骨折部重击地面导致髌骨再骨折。

【骨科治疗方案】

手术治疗及松解术。

【治疗和症状】

再次骨折 10 日后，在其他医院进行了手术（张力带固定法、钢丝荷包环扎固定），出院后，从术后第 18 天开始在本院进行门诊物理治疗。髌上囊粘连、疼痛、膝关节屈曲活动受限、膝关节肌力下降（膝伸展不足的残存）明显。膝关节活动受限没有得到预期的改善，7 个月后进行了松解术[1]。

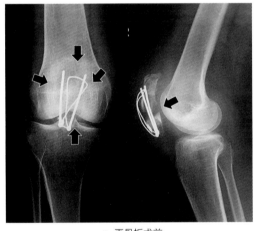
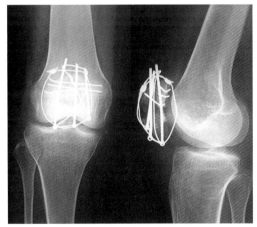

a. 再骨折术前　　　　　　　　　　　　　　b. 再骨折术后

图 6-14　再骨折时和再骨折术后的 X 线检查图像

右髌骨横断骨折术后的髌骨再骨折

第 6 章

病例

---

[1] 松解术：剥离关节内软组织粘连的一种手术方法。——编者注

【解释】

本病例首先预防再骨折和粉碎性骨折伴有的骨折部分离，很难主动进行膝关节屈曲活动度训练。由于是初次骨折康复中发生的再骨折，很难预防髌骨周围软组织纤维化、短缩、粘连，以及髌上囊粘连。术后 6 个月，膝关节屈曲活动度达到 90° 是行松解术的指征，因此，术后 7 个月时进行了松解术。剥离髌上囊、髌骨周围软组织的粘连后，屈曲活动度可达 120°，最终深屈曲活动度恢复。松解术后，最重要的是预防再粘连，尽可能预防髌上囊、髌支持带等的粘连，确保挛缩组织的柔韧性，就有可能获得比术中活动度更大的屈曲角度。

【注意事项】

①再次手术部位再次骨折的危险性；②松解术后的再粘连。

【运动治疗】

（1）预防再次手术部位再次骨折

本病例是再次骨折，且是粉碎性骨折，患者很难进行主动屈曲活动度训练。另外，由于是在初次骨折相同的部位再次骨折，发生了严重的软组织损伤，所以手术伤口发生粘连，运动受限时间延长。由于病情复杂，而且出现挛缩，医生建议采用松解术。松解术前为了改善膝关节屈曲活动度，可在关节活动度范围内进行肿胀、水肿干预（图 6-15）。如伸展活动度的维持、创伤部皮下组织的滑动、膝关节周围软组织的拉伸、屈曲位持续牵拉（图 6-16），以及站起训练、步行训练、上下台阶训练、功率自行车训练。另外，要注意预防日常生活中跌倒。还有一个问题就是膝关节屈曲活动度有可能停滞在 90°。

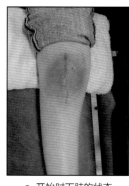
a. 开始时下肢的状态

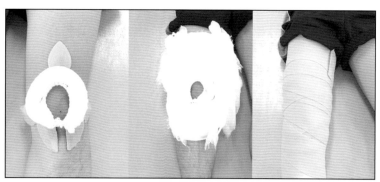
b. 肿胀、水肿的干预

图 6-15　肿胀、水肿的干预

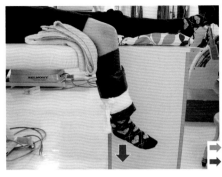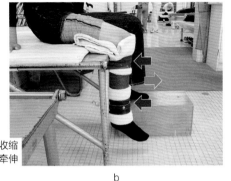

收缩
牵伸

a   b

图 6-16　持续牵拉疗法

a. 5 kg 的重锤垂直牵拉小腿，增加股胫关节的间隙。

b. 牵拉胫骨近端和胫骨远端两侧以扩大膝关节屈曲活动度

（2）预防松解术后的再粘连

松解术后需要预防髌上囊、髌骨周围软组织再粘连，改善组织的柔韧性。松解术前应进行各种运动治疗，进行各种条件下的主动屈曲、伸展（图 6-17）。另外，还增加了改善深屈曲范围的治疗（图 6-18）。

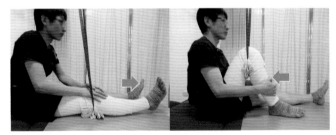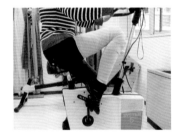

a. 屈曲、伸展主动运动   b. 功率自行车

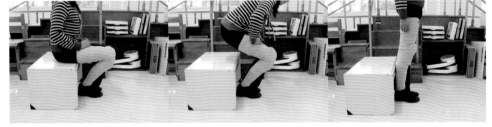

c. 起立

图 6-17　各种条件下进行膝关节屈伸运动

a. 在肿胀、水肿干预的前提下利用弹力带做伸展方向的抗阻运动，从屈曲方向的辅助主动运动到屈曲、伸展的主动运动，进行屈曲和伸展的协调运动。

b. 调整功率自行车座椅的高度，在允许的屈曲活动度内反复做屈伸运动。

c. 在允许的屈曲角度和肌力强度下反复做起立运动，强化包括健侧在内的股四头肌这个病例，由于予以张力带固定法、钢丝环扎法，患者的髌骨上还带着克氏针。因此，在扩大活动度的同时需要进行主动运动，在允许的被动屈曲活动度内进行主动屈曲运动。从屈曲145°附近开始，注意避免固定材料的破损和再骨折，因此不能跪坐。为了给最终拔钉时预留粘连剥离的空间，可以徒手轻压膝关节以扩大活动度，但是不要通过跪坐位施压以扩大活动度。

【治疗进展】

行松解术2个月后，深屈曲活动度达到145°。MMT检查示屈曲、伸展肌力为4级，可以独立步行，日常生活活动也可自理。

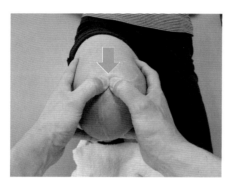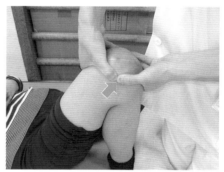

a. 于深屈曲位行徒手牵伸治疗

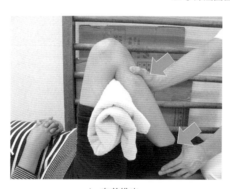

b. 向前推出

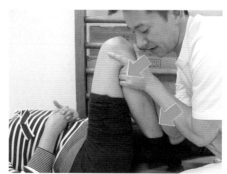

c. 改善深屈曲被动活动度

图6-18　改善膝关节深屈曲活动度

a. 深屈曲位徒手牵伸治疗，牵拉髌上脂肪垫、髌支持带。

b. 小腿后方夹毛巾使膝关节屈曲，促进小腿前移，牵拉髌骨内外侧支持带的下方、髌下脂肪垫、ACL。

c. 改善深屈曲活动度，治疗师用拇指、示指向后推胫骨近端，中指至小指插入胫骨后面

30岁，男性，髁间隆起撕脱骨折后的膝关节挛缩。

【诊断】

右髁间隆起撕脱骨折（图6-19）。

受伤原因：摩托车行驶中与汽车相撞。膝关节屈曲位时直接外力造成ACL过度拉伸，发生撕脱骨折。

【骨科治疗方案】

手术治疗。关节镜下行空心松质螺钉（cannulated cancellous screw，CCS）固定（图6-20）。

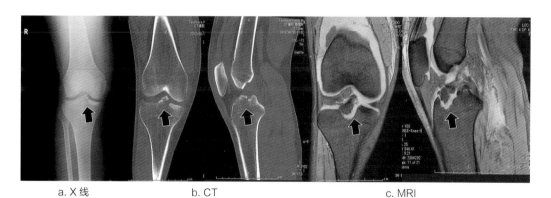

a. X线　　　　　　　　b. CT　　　　　　　　c. MRI

图6-19　受伤时X线、CT、MRI检查图像

右髁间隆起撕脱骨折

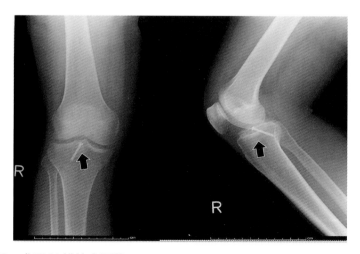

图6-20　术后X线检查图像

关节镜下行CCS固定

【治疗和症状】

物理治疗开始时，需要对肿胀和疼痛进行干预。处方内容：术后 2 周内无负荷步行，不进行关节活动度训练。术后 2 周后，允许矫形器固定下进行膝伸展位疼痛可控的负重步行和关节活动度训练，术后 1 个月以后没有禁忌事项。

【解释】

根据手术所见，由于 ACL 附着部髁间窝隆起撕脱骨折，按照骨科医师的处方开始进行物理治疗。另外，由于膝关节伸展到最大及膝关节屈曲时都会拉伸到 ACL 并使其紧张，因此在进行运动治疗时要注意避免牵拉到已经复位的骨片或者使其移位。虽然伸展范围末端受限，但仍保留了大部分关节活动度，改善膝关节屈曲活动度需要考虑 ACL 和 PCL 缠绕作用产生的过度内旋运动、过度外旋运动引起的 ACL 的伸展。在进行物理治疗的过程中，医师每次诊疗时，在观察是否有骨移位和骨的稳定性的情况的同时，可以进行不阻碍骨愈合的改善活动度训练。

【注意事项】

①活动度训练开始前的准备；② ACL 附着部的伸展；③膝关节屈曲活动受限。

【运动治疗】

（1）活动度训练开始前的准备

术后 2 周内，禁止关节活动度训练，可以进行肿胀、水肿的干预，轻度髌骨调整，以及预防髌上囊粘连的手法治疗和髌骨运动。

（2）ACL 附着部的牵伸治疗

术后 2 周，虽然可以进行活动度训练，但应在观察骨愈合的同时与医师商讨活动度训练的方案。从疼痛、肿胀引起的轻度屈曲位受限开始，逐渐增加伸展活动度。但由于对膝关节强制伸展会增加 ACL 的紧张并成为髁间隆起的分离应力，应在确认疼痛的同时，在主动运动达到最大范围时停止。当骨愈合后，治疗师可以在手法治疗时增加负荷以改善活动度。最终达到关节活动度恢复到全范围且无骨的移位和不稳定需要 3 个月的时间。

（3）改善屈曲活动受限

对于改善屈曲活动度，需要考虑小腿内旋时 ACL 与 PCL 缠绕的交叉韧带的紧张度增加和小腿过度外旋时的 ACL 的紧张度增加。因此，虽然是非生理性的，仍然可以在允许范围内进行小腿内外旋中间位和轻度小腿外旋位的屈曲训练（图6-21）。骨愈合后需要改善小腿内旋、屈曲的活动度。

【治疗进展】

术后4个月，膝关节屈曲和伸展活动度均恢复正常。屈肌、伸肌肌力都达到5级，可独立步行，ADL也可自理，且重返工作岗位。

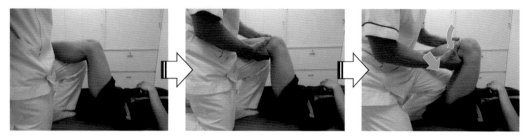

图6-21　小腿外旋位膝关节屈曲活动训练

若要改善屈曲活动度，则有必要增加小腿内旋时ACL与PCL缠绕的前交叉韧带的紧张度。因此，虽然是非生理性的，小腿内外旋中间位和轻度小腿外旋位的屈曲仍然是在允许范围内进行的

30岁，男性，股骨外侧髁粉碎性骨折后膝关节挛缩。

【诊断】

左股骨外侧髁粉碎性骨折（图6-22）。

【骨科治疗方案】

手术治疗。在髌骨外侧缘切开10 cm的皮肤后，切断LCL和关节囊，近端3个大的骨片用带环垫螺旋螺钉（人体内分解吸收性骨结合材料的螺钉）固定，远端2个骨片中插入自旋针（人体内分解吸收性骨结合材料的针），以修复分离组织。见图6-23。

【治疗和症状】

根据骨科医生的处方，术后2周内完全无负重，禁止进行关节活动度训练。运动治疗开始时，肿胀和疼痛非常强烈。术后2周后膝关节可进行屈曲90°的活动度训练，此时膝关节活动度为屈曲45°、伸展−25°。术后6周时可进行全负重步行，屈曲活动度训练的范围最大为120°，此时膝关节活动度为屈曲90°、伸展−20°。术后8周时可进行全范围关节活动度训练，此时膝关节活动度为屈曲100°、伸展−15°。

【解释】

这个病例的主要问题是，股骨外侧髁粉碎性骨折和沿着髌骨外侧缘创伤部的粘连，以及其可能引起髌外侧支持带、LCL、外侧前部关节囊、股外侧肌、股中间肌和髂胫束的粘连，膝关节伸展、屈曲活动受限。另外，由于关节内骨折的血肿，以及关节囊切开后必然发生的髌上囊粘连和股四头肌收缩不足，故需要努力改善髌骨外侧缘周围组织的滑动性和柔韧性。膝关节近端外侧部的粘连限制了膝关节屈曲时所有运动平面的髌骨运动，这也就解释了为何出现明显的活动受限。

【注意事项】

①髌外侧支持带（纵行纤维、横行纤维）的术后损伤；②股外侧肌、股中间肌的股骨外侧髁骨片周围的软组织损伤；③髂胫束相连组织的粘连；④伸展受限。

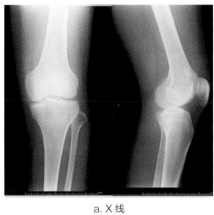

a. X 线

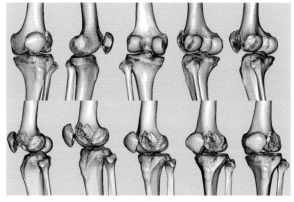

b. CT

图 6-22　受伤入院的 X 线、CT 检查图像

左股骨外侧髁粉碎性骨折

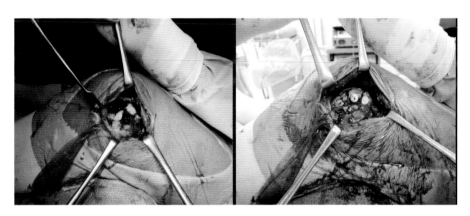

图 6-23　术中所见

于髌骨外侧缘切开 10 cm 的皮肤后，切断 LCL 和关节囊，近端 3 个大的骨片用带环垫螺旋螺钉固定，远端 2 个骨片用自旋针插入，修复分离的组织

【运动治疗】

（1）髌外侧支持带（纵行纤维、横行纤维）术后损伤的治疗

以附着在股骨外上髁的组织和沿着髌骨外侧缘的髌外侧支带（纵行纤维、横行纤维）为中心的粘连会使髌骨运动受限。因此，预防粘连是最重要的任务（图6-24）。

为维持膝关节屈曲时的髌骨旋前和冠状面旋转，在进行髌骨提拉操作的同时，需要继续预防纤维粘连（图6-25）。

对于股外侧肌、股中间肌的柔韧性，在多数的肌肉收缩后，于膝关节伸展位和屈曲位提拉髌骨，使髌外侧支持带横行纤维伸展（图6-25a）。另外，在固定髂胫束的基础上提拉髌骨，在膝关节伸展位和屈曲位，对连接髂胫束和髌骨的髂胫束–髌骨纤维（ITB-P纤维）进行伸展（图6-25b）。

另外，对于膝关节屈曲活动度训练，可采用抑制股外侧肌、股中间肌向远端滑行，在此基础上边进行屈曲、内旋、内翻，同时对髌外侧支持带进行伸展（图6-25c）。

（2）股外侧肌、股中间肌的股骨外侧髁骨片周围软组织损伤的治疗

股外侧肌、股中间肌与髌外侧支持带连接，这些肌群的挛缩使髌外侧支持带紧张。因此，这些肌群的收缩刺激可以改善粘连。再加上由于股中间肌和股骨的粘连导致重度的膝关节屈曲受限，应徒手改善股外侧肌、股中间肌的柔韧性和粘连。（1）和（2）的治疗增加了膝关节屈曲的角度，在使组织伸展的同时改善了粘连。

（3）髂胫束相关组织粘连的治疗

连接髂胫束和髌骨的ITB-P纤维的粘连也是髌骨冠状面旋转受限的直接原因。因此，应在固定髂胫束的基础上被动诱导髌骨的冠状面旋转（图6-25）。

（4）伸展受限的治疗

改善伸展受限需要较长的时间，需要继续对股四头肌各头及整体进行收缩诱导。

【治疗进展】

术后6个月时，膝关节功能明显改善，膝关节活动度达到伸展0°、屈曲130°，患者返回工作岗位。最终尽管膝关节屈曲活动度仍然有一定受限，但考虑到这个病例的膝关节近端损伤部位的状态，我们可以认为获得了良好的康复效果。

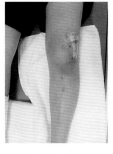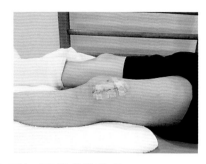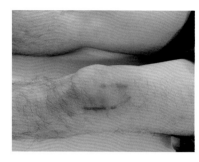

图 6-24　物理治疗开始时膝关节的外观

　　由于存在以髌外侧支持带（纵行纤维、横行纤维）为中心的粘连，髌骨活动明显受限

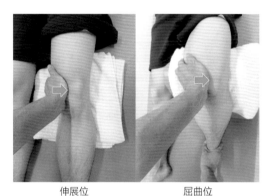

伸展位　　　　　屈曲位

a. 髌外侧支持带横行纤维的伸展

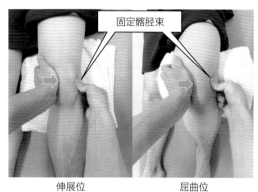

固定髂胫束

伸展位　　　　　屈曲位

b. ITB-P 纤维的伸展

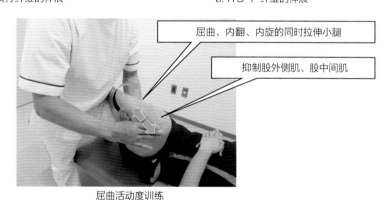

屈曲、内翻、内旋的同时拉伸小腿

抑制股外侧肌、股中间肌

屈曲活动度训练

c. 髌骨外侧支持带纵行纤维的伸展

图 6-25　对髌外侧支持带的髌骨操作

第 **6** 章

病例

211

70 岁，女性，人工全膝关节置换术术后的膝关节挛缩。

【诊断】

双膝关节骨性关节炎（图 6-26）。

【骨科治疗方案】

手术治疗：予以人工全膝关节置换术（图 6-27）。

Mid-vastus 介入，同日进行双侧 Stryker triathlos PS 置换术。术后无特殊限制，术后第 2 天开始行物理治疗。

【治疗和症状】

术前，双膝关节有严重内翻变形和肿胀。膝关节活动度为左右膝关节屈曲可达 110°。负重时疼痛，VAS 评分为右侧 100 点、左侧 80 点[1]。步行功能，虽然可以步行 500 m，但不能上下台阶。

术后，双膝关节肿胀、水肿，手术创伤处疼痛明显，之后疼痛有所减轻，运动功能有所提高。

【解释】

双侧同时进行人工全膝关节置换术（TKA），离床、移乘、移动时疼

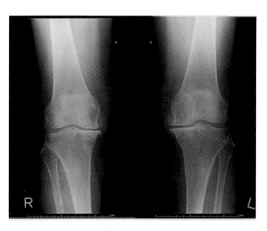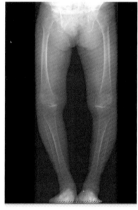

图 6-26　术前的 X 线图像

双膝关节骨性关节炎

---

[1] 日本 VAS 评分法，100 点相当于 10 分，80 点相当于 8 分。——译者注。

痛，因此需要进行膝关节的单关节运动和负重下多关节复合运动。予以TKA（PS 型），关节内韧带（ACL 和 PCL）和半月板被切除。膝关节的单关节运动可获得人工膝关节的稳定性和膝关节周围软组织的稳定性。

因此，使软组织（如包绕膝关节的皮肤、肌肉、韧带、关节囊）与人工关节的运动轨迹相适应是非常重要的。随着康复的进行，首先提高单关节运动的功能，随后进行多关节复合运动。在此基础上，进行站立练习，随后在平衡杠上进行可忍受的疼痛范围内的负重步行练习。

【注意事项】

①优先进行膝关节伸展活动度训练；②皮肤创伤处和皮下的粘连；③股内侧肌周围创伤处的疼痛、粘连；④ TKA 术后活动度训练。

【运动治疗法】

（1）**膝关节伸展活动度训练**

对于离床、移乘、步行，坐位时膝关节屈曲活动度达到 90° 以上，站立位时膝关节伸展活动度扩大。术前伸展活动受限，应努力扩大伸展活动度。

（2）**皮肤创伤处粘连和皮下粘连的治疗**

粘连不仅包括皮肤缝合处的粘连，还包括为扩大手术视野引起的皮下创伤处的粘连，因此应进行皮肤与皮下组织间的滑动。

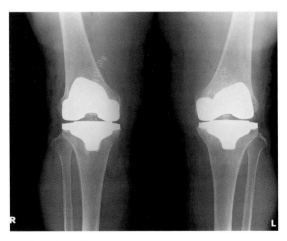

图 6-27　术后 X 线检查图像

人工全膝关节置换术（双侧手术同时进行）

（3）股内侧肌周围创伤处疼痛、粘连的治疗

维持切开的股内侧肌和其下滑液囊间的滑动性。为了重新获得柔韧性，在改善股内侧肌收缩功能的同时扩大膝关节屈曲活动度。由于髌下脂肪垫一部分被切除，还要注意改善这部分的粘连。

（4）与TKA形状吻合的活动度训练

虽然TKA实现了结构上膝关节的屈伸运动和旋转运动，但并不是患者原有的生理性运动。针对膝关节的屈曲与伸展，应在负重状态下对膝关节进行反复屈伸运动，使软组织适应人工关节的运动。见图6-28。

【治疗进展】

约1个月后，双侧的膝关节活动度达到伸展0°、屈曲130°，能使用拐杖步行，独立步行和上下台阶。

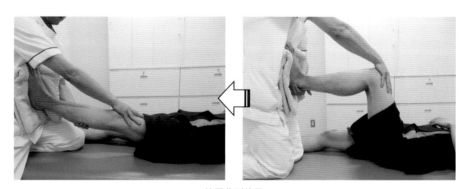

从屈曲到伸展

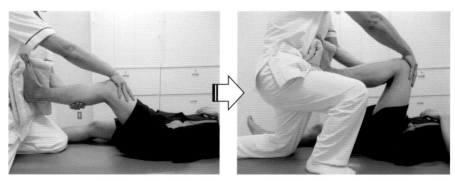

从伸展到屈曲

图6-28　与TKA形态吻合的活动训练

针对膝关节的屈曲与伸展，应在负重状态下对膝关节进行反复屈伸运动，保持软组织稳定性的同时，对膝关节周围软组织进行松解，以保证术后人工关节的稳定性

病例 8

30 岁，男性，色素性绒毛结节性滑膜炎引起的膝关节挛缩。

【诊断】

色素性绒毛结节性滑膜炎（图 6-29）。

【骨科治疗方案】

髌上囊显著增大，出现血性黏稠性肿瘤组织弥漫性粘连及滑膜增生。手术治疗。切开大腿前面和腘窝部皮肤，尽可能切除关节内的肿物。

【治疗和症状】

开始时肿胀和疼痛强烈，膝关节呈屈曲位。康复处方：增强股四头肌肌力，进行 ROM 练习、腋拐步行练习（2~3 周内避免过度的负荷，在疼痛耐受范围内进行部分负重练习）。术后，膝关节屈曲活动度为 90°、伸展活动度为 –20°，MMT 检查示屈肌、伸肌肌力均为 2 级，平衡杠内可以进行 1/3 体重负重步行。

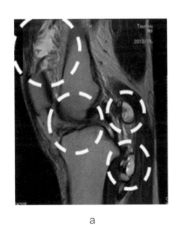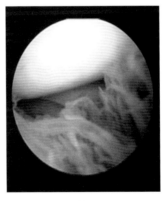

a   b

色素性绒毛结节性滑膜炎

图 6-29 MRI 检查图像和关节镜检查图像

a. MRI 检查图像，关节内弥漫性滑膜炎，从腘窝到小腿近端肌层下可见绒毛样结节性病变

b. 关节镜检查图像可见滑膜增生

【解释】

这个病例，大腿前侧和大腿后侧皮肤被切开，这会引起屈曲、伸展活动受限。除了皮肤和皮下的粘连，术后明显的肿胀和水肿、膝关节持续保持屈曲位会导致伸展活动进一步受限，甚至不能维持已获得的活动度。由于没有骨骼和关节的问题，仅对软组织进行手术，持续牵拉有助于获得最大的伸展活动度。因此，在早期改善伸展活动度的同时，屈曲活动度也可得到改善。但股四头肌肌力的恢复需要较长的时间，主要是因为关节内手术有滑膜炎等并发症。

【注意事项】

①肿胀、水肿；②膝关节伸展活动受限；③髌上囊粘连，肌力低下，膝关节伸展、屈曲活动受限。

【运动治疗】

（1）肿胀、水肿的干预

在镇痛药产生效果时，全面进行肿胀、水肿的干预。

（2）改善膝关节伸展活动受限

为改善膝关节伸展受限，应尽可能借助悬吊系统进行下肢直腿抬高运动、保持膝关节伸展位的运动，尽可能保持负重状态下的膝关节伸展位运动。见图6-30。

另外，努力改善大腿后侧腘窝部皮肤切开处的皮肤和皮下组织的滑动性，通过伸展活动度训练扩大关节活动度。

此外，这个病例存在着伸展活动度反弹的问题。因此，从皮肤处于稳定修复状态的术后1周开始采用持续牵伸治疗进行伸展活动度训练，直到获得完全伸展位。治疗师通过牵引疗法达到改善伸展受限的目的。见图6-31。

（3）预防髌上囊粘连，进行肌力训练，扩大膝关节伸展、屈曲活动度

努力维持膝关节伸展结构（髌上囊、股骨前脂肪垫、股中间肌、膝关节肌）的柔韧性和皮下组织的滑动性，促进达到膝关节伸展最大活动度的肌肉收缩（图6-32）。随着伸肌柔韧性的改善，屈曲活动度得到扩大。

【治疗进展】

虽然肌力的恢复时间延长了，但确保了左右两侧膝关节屈曲、伸展的活动度无差异，最终重返职场，至此康复治疗结束。

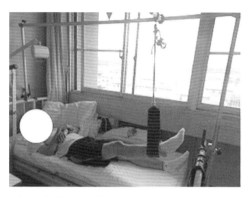

图6-30 于床旁保持膝关节伸展位

在病房床旁，使用悬吊系统使下肢做直腿抬高运动和保持膝关节伸展位的运动，以及利用悬吊负重保持膝关节伸展位的运动

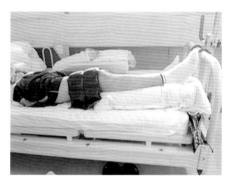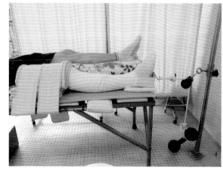

图6-31 持续牵伸治疗

于床上，在疼痛耐受的范围内于膝上放置5 kg的沙袋。在治疗室，治疗师可以采用持续拉伸和持续牵引疗法

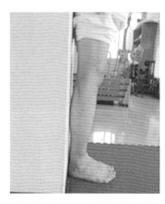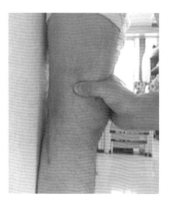

图6-32 膝关节最大伸展范围的肌肉收缩训练

站立位被动伸展，努力改善至无伸展活动受限为止，促进最大伸展范围时的股四头肌收缩

病例 9

40 岁，男性，髌韧带断裂后膝关节挛缩。

【诊断】

左膝髌韧带断裂（图 6-33）。

【骨科治疗方案】

手术治疗。受伤 9 天后于断裂部进行缝合，使用环行针和线将髌骨和胫骨粗隆拉到一定的距离（图 6-34）。之后进行以保护缝合处为目的的制动。

【治疗和症状】

术后 1 个月内，膝关节屈曲达到 90°，股四头肌进行等长收缩，戴矫形器行 SLR 训练，可以戴矫形器步行，维持早期关节活动度。术后 3 个月，膝关节屈曲达到 120°，术后 5 个月取出钢针后进行主动关节活动度练习，直至膝关节屈曲达到 130°。虽然术后 6 个月可以进行上下台阶、慢跑等运动，但由于患者害怕再断裂，同时仍存在活动受限、股四头肌肌力低下（3级），故术后 1 年在康复治疗过程中才开始进行上述运动。膝关节屈曲活动度最终达到 145°。

【解释】

考虑到再断裂和髌腱的过度拉伸[1]，必须注意髌韧带断裂缝合部的分离应力。需注意由于活动度扩大较快导致的髌腱再次断裂。另外，髌腱的过度拉伸会引发肌肉收缩不全。

此病例于术后 5 个月内，应避免在髌腱缝合处施加强大外力和快速股四头肌收缩的分离应力，这样很有可能会引起内固定材料破损，以及金属线的过度牵拉导致 cheese cut 损伤的危险[2]。因此，进行屈曲活动度训练时，有发生股四头肌痉挛的危险。在确保髌上囊和膝上方支持组织具有充足的柔韧性的基础上，改善关节活动度。另外，佩戴矫形器可使膝关节完全伸直，尽量在不引起股四头肌收缩的情况下进行步行训练。

---

[1] 过度拉伸是指髌腱和肌肉等软组织超过生理长度。——编者注

[2] cheese cut 损伤是由于骨内的金属线的牵拉力引起，相对于骨水平切入。——编者注

第 6 章

病例

218

拆除钢针后，定期行 X 线检查测量髌韧带的长度，用 Insall-Salvati 法 [1] 判断髌骨位置是否异常。另外，在确认再断裂和有无过度拉伸的同时，改善髌韧带的滑动性和周围组织的柔韧性。

【注意事项】

　　①髌韧带缝合处的分离；②术后膝关节活动受限。

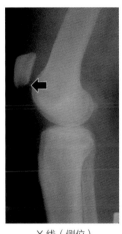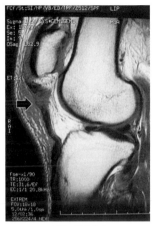

X 线（侧位）　　　　　　　MRI（侧位）

图 6-33　X 线检查图像和 MRI 检查图像

　　MRI 图像显示左膝髌韧带近端断裂

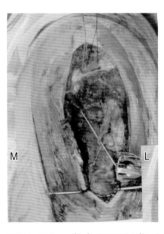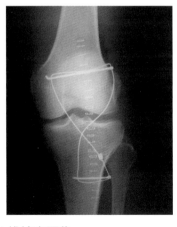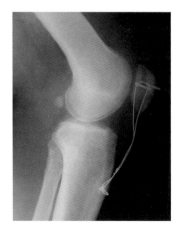

图 6-34　术中所见和术后 X 线检查图像

　　断裂部的缝合，使用环形针和线将髌骨和胫骨粗隆拉到一定距离

---

[1] Insall-Salvati 法是根据髌骨的长度与髌韧带长度的比值，以判断髌骨位置的方法。一般髌骨长度 / 髌韧带长度为 0.8~1.2。1.2 以上预示髌骨低位、0.8 以下预示髌骨高位。——编者注

【运动治疗】

（1）髌韧带缝合处分离的治疗

拆除钢针前膝关节屈曲应达到90°。由于股四头肌痉挛，以抑制痉挛为目的，利用膝关节屈肌收缩引起的对伸肌的反射性抑制来扩大活动度。

另外，考虑到对缝合处的保护和内固定材料的破损，应避免抗重力的关节运动，可以进行利用小腿重量的伸展运动和膝关节伸展位的股四头肌等长收缩运动。术后第2天进行负重训练，使用矫形器在完全伸直位步行训练。（图6-35）

（2）改善术后活动度受限

拆除钢针后，由于髌骨呈稍低位，对髌下脂肪垫进行直接拉伸和滑动，利用小腿的内外旋运动、肌肉收缩改善柔韧性。这个时候，以 Insall-Salvati 法为指标防止髌韧带的过度拉伸。

【治疗进展】

术后2年的运动功能：关节活动度正常，能正常上下台阶，日常生活自理。虽然很难重返体育比赛，但跑步等业余运动可达到正常水平，至此康复治疗结束。

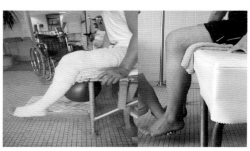
a.达到90°的关节活动度训练

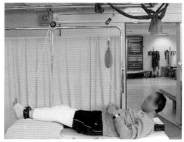
b.佩戴矫形器下的SLR

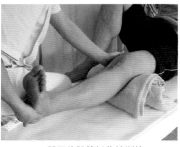
c.股四头肌等长收缩训练

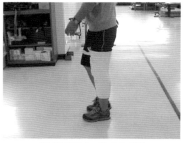
d.佩戴矫形器下的步行训练

图6-35 拆除钢针前的运动治疗

拆除钢针前进行膝关节屈曲到90°的活动度训练。考虑到缝合处的保护和内固定材料的破损，进行利用小腿重量的伸展运动和膝关节伸展位的股四头肌等长收缩。佩戴矫形器于膝关节完全伸直位进行步行训练

12 岁，女性，股骨远端骨折后的膝关节挛缩。

【诊断】

右股骨远端骨折（Salter–Harris 分型 [1] Ⅱ 型）。

受伤原因：足球练习中跌倒，之后对方坐到右膝上受伤。

影像学检查：从 X 线检查图像（图 6-36）看，考虑为膝关节受到强的外翻应力而损伤。

【骨科治疗方案】

手术治疗，受伤 2 天后进行钢板内固定术。

【治疗经过和症状】

术后第 2 天开始进行运动治疗，在疼痛耐受范围内进行关节活动度训练和肌力增强运动。术后 2 周内不能负重，术后 1 个月后可完全负重。

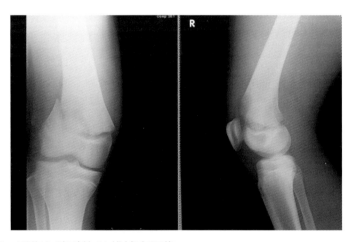

图 6-36　受伤入院时的 X 线检查图像

右股骨远端骨折（Salter–Harris 分型 Ⅱ 型）

---

[1] Salter–Harris 分型具体分型如下。
Ⅰ 型：骨端线分离。
Ⅱ 型：骨折线通过骨端线，对侧的骨干端能看到三角形的骨片。此型为最常见的类型。
Ⅲ 型：骨折线从骨端通过骨端线，骨端有连续的骨端部分骨折。
Ⅳ 型：从骨端脱落骨端线的骨干端连续骨折。
Ⅴ 型：长轴方向的压力引起的骨端线的减少。——编者注

物理治疗开始时，疼痛和肿胀强烈、离床困难。膝关节屈曲活动度为20°，MMT 检查示股四头肌为 1 级。2 周后使用双腋拐无负重步行，出院回家。以后于门诊进行每周 1 次的物理治疗。

【解释】

使用钢板进行骨折部固定，避开骨端线用螺钉固定，可以获得术后稳定性。但是，过度强制膝关节屈曲及跪坐位等自重负荷可能有引发骨端线的分离应力和钢板破损的危险，深屈曲活动度训练应慎重进行。

手术创口在大腿远端外侧，可能出现髂胫束、股外侧肌、股外侧肌斜行纤维、股中间肌、髌骨外侧支带等组织的粘连。另外，骨折部位于髌上囊附近，可以确认为关节内骨折。这增加了膝关节周围的肿胀、水肿及髌上囊粘连引起严重挛缩的风险。对于成为限制因素的组织，由于从早期就开始处理，因此顺利地扩大了关节活动度。但是，深屈曲活动度仍未有改善，为了改善深屈曲活动度，需要进行运动治疗。另外，从 X 线检查的情况判断半年以后可以获得骨折部的稳定性，关注疼痛的同时可以用自重负荷获得深屈曲活动度。

【注意事项】

①随着钢板插入，大腿外侧支持组织形成粘连；②膝关节深屈曲活动受限。

【运动治疗】

（1）大腿外侧支持组织粘连的治疗

术后，由于钢板插入的影响，出现明显保护性收缩。因此，使用悬吊带

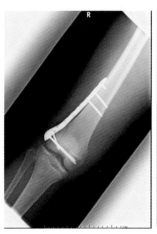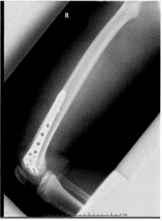

图 6-37　术后的 X 线检查图像

实施钢板内固定术

和弹力带完成髋关节内收、外展及屈伸运动会使双关节肌松弛和减轻肌内压。另外，由于疼痛强烈，使用等长收缩的 Ib 抑制和膝关节屈肌、伸肌等张收缩的相反抑制可增加活动度。

从解除保护性收缩开始，努力改善手术创口周围皮肤、皮下组织的滑动性，以及髌骨外侧支带和 ITB-P 的滑动性。

（2）改善膝关节深屈曲活动受限

术后半年时膝关节屈曲活动度为 0°~130°，可确认深屈曲活动度改善困难。术后半年以后，多处软组织存在问题并导致屈曲活动受限。因此，改善深屈曲活动度需要进行图 6-38 所示的运动治疗。坚持这样的运动治疗最终可获得最大深屈曲活动度。

【治疗进展】

拆除钢钉前跪坐位。MMT 检查示膝关节肌力为 5 级，无疼痛，可独自步行、上下台阶、跑步。

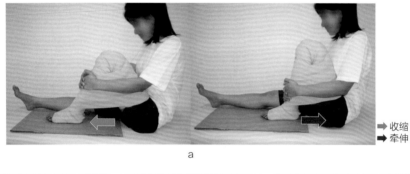

➡ 收缩
➡ 牵伸

a

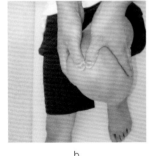
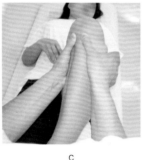
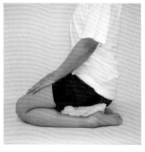

b   c   d

图 6-38 为改善膝关节深屈曲活动度的运动治疗

a. 深屈曲位固定状态的伸肌强化和伸肌收缩及之后的牵伸。
b. 对髌上脂肪垫的压迫伸展。
c. 扩大小腿内旋活动度和改善髌下脂肪垫柔韧性。
d. 跪坐位的持续伸展和胫股关节的滑动